腰椎椎間板ヘルニア・腰部脊柱管狭窄症
正しい治療がわかる本

著者 東京都立多摩総合医療センター副院長 近藤泰児

責任編集 聖路加国際病院院長 福井次矢

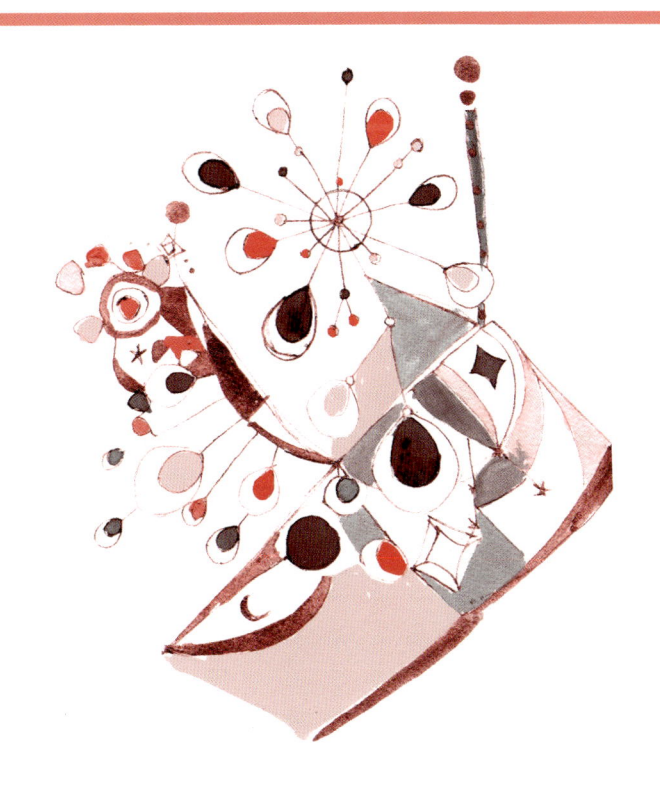

はじめに

二本脚で立って歩く人間にとって、上半身を支える要となるのが腰です。重い頭が乗った上半身を支えながらさまざまな動きをしなくてはならないので、腰には大きな負担がかかります。ただでさえ故障がおこりやすい部位であるのに、骨や椎間板も老化現象によって"傷んで"きますから、高齢になればなるほど痛みなどの問題がおこりやすくなります。

腰痛、脚の痛みやしびれを訴えて、若者から高齢者まで性別を問わず毎日たくさんの患者さんが来院します。しかし、なかにはたいしたことはないと自己判断で放置し、症状を悪化させてからようやく受診する人もいて、"もう少し早く診察していれば"と思うこともしばしばです。

本書では、腰痛、脚の痛みやしびれの原因となるおもな病気、「腰椎椎間板ヘルニア」と「腰部脊柱管狭窄症」の治療についてまとめました。最近は、MRI（磁気共鳴画像）を使った検査技術が進み、精度の高い診断が可能になってきています。保存療法とは、手術を行わない、薬物や運動、電気や温熱などによる治療のことをいいます。一方、治療が遅れると重い障害を残す危険がある患者さんでは、緊急に手術をしなくてはなりませんが、最近は体への負担がより少ない方法での手術も行われ始めています。

どちらの病気も治療の基本は一部の症状を除いて保存療法です。

つらい痛みやしびれをなくし、高齢になっても活動的に、日常生活の質を落とさずに暮らしていけるよう治療に取り組んでいきましょう。本書がその一助となれば幸いです。

はじめに …3

プロローグ

どちらの病気も加齢による背骨の変化から始まります …12

第1章

腰椎椎間板ヘルニア

診断はこのように行われます

◎腰椎椎間板ヘルニアとは …16
◎おもな症状は腰痛と脚の痛み、しびれです …17
◎椎間板の状態によって4つのタイプに分類されます …19
◎整形外科で正しい診断を受けましょう …21
◎診断には問診や視診、触診がたいせつです …22
◎問診や神経の障害を調べるテストを行います …22
◎画像検査はMRIが中心です …27
◎その他必要な検査があります …29
◎ほかの病気との鑑別も重要です …30

第2章

腰椎椎間板ヘルニア

これが基本となる正しい治療です

- 保存療法の治療計画 …34
- 保存療法はこのように進められます …36
- 手術療法の治療計画 …42
- 手術療法はこのように進められます …45
- 治療に用いられる薬についてよく知っておきましょう …50
- 非ステロイド性消炎鎮痛薬は痛み止めです …50
- 外用薬で痛みをやわらげます …50
- 筋弛緩薬は筋肉のこわばりをとります …51
- 神経ブロックについてよく知っておきましょう …52
- 硬膜外ブロックは外来診療室で行える治療法です …52
- 選択的神経根ブロックでは神経根の状態の確認もできます …53

◎ 腰椎にかかわるさまざまな病気があります …30
◎ 内臓、血管の病気も腰痛、脚の痛みやしびれの原因となります …30
◎ 診断が確定したら治療方針を決めます …32

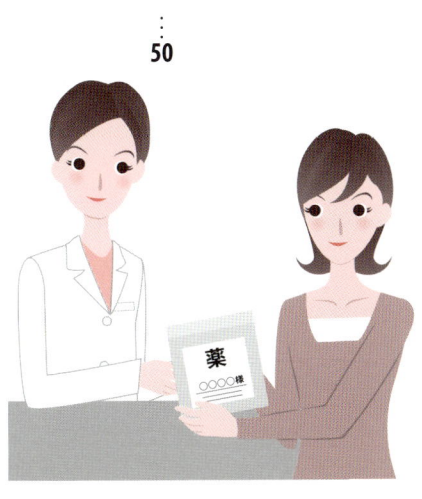

第3章

腰部脊柱管狭窄症

診断はこのように行われます

腹筋や背筋を強化する運動療法がたいせつです …55
● 手術後はできるだけ早くリハビリテーションを始めます …55
装具療法や物理療法も症状をやわらげる保存療法です …58
● 装具療法の中心はコルセットの着用です …58
● いろいろな物理療法があります …59
手術についてよく知っておきましょう …61
● 後方椎間板切除術はヘルニアを取り除く手術法です …61
● 経皮的椎間板摘出術は椎間板の内圧を下げる治療法です …64
● レーザー椎間板蒸散法の効果は不確実な場合があります …65

腰部脊柱管狭窄症

腰部脊柱管狭窄症はこんな病気です …68
○ 腰部脊柱管狭窄症とは …68
○ 休み休みでないと歩けない「間欠跛行」が特徴です …70
○ 進行すると、脚の筋力低下や、排尿・排便の障害などがおこります …71
○ 圧迫されている神経の違いで3つのタイプに分けられます …73

第4章

腰部脊柱管狭窄症

これが基本となる正しい治療です

- 整形外科で正しい診断を受けましょう …75
- 診断には問診や視診、触診がたいせつです …76
- 診断が確定したら治療方針を決めます …77

- 保存療法の治療計画 …80
- 保存療法はこのように進められます …83
- 手術療法の治療計画 …88
- 手術療法はこのように進められます …92
- 治療に用いられる薬についてよく知っておきましょう …98
- 非ステロイド性消炎鎮痛薬は痛みを抑える薬です …98
- 外用薬の併用で痛みをやわらげます …98
- プロスタグランジンE1誘導体製剤は血液の循環を改善します …99
- ビタミンB_{12}は傷んだ末梢神経の回復に役立ちます …99
- 筋弛緩薬は筋肉のこりをほぐし、痛みを軽くします …99
- 血小板凝集抑制薬で血流の改善を図ります …100

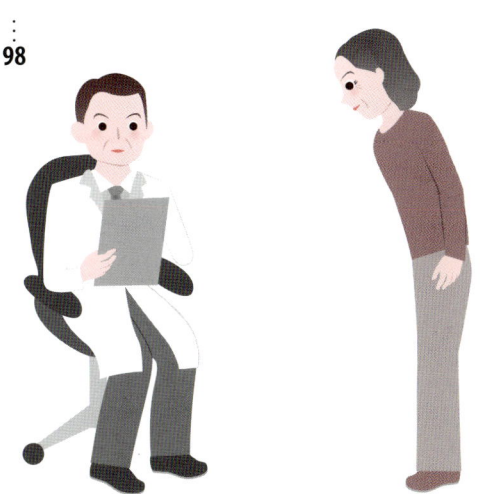

第5章

腰椎椎間板ヘルニア　腰部脊柱管狭窄症

再発予防と生活するうえで気をつけたいこと

脚腰に痛みが出たら、早めに受診しましょう …116

- 抗不安薬を用いることがあります …100
- 漢方薬が効果を発揮することもあります …100
- 神経ブロックについてよく知っておきましょう …101
- 神経をゆるめる運動療法は症状改善に役立ちます …102
- 前屈体操を繰り返し、症状を改善します …102
- 手術後はできるだけ早くリハビリテーションを始めましょう …103
- 装具療法や物理療法を上手に利用しましょう …105
- 専用のコルセットがあります …105
- 物理療法を活用しましょう …107
- 手術についてよく知っておきましょう …108
- 開窓術は神経を圧迫している部分のみ取り除く手術です …108
- 椎弓切除術は広い範囲に椎弓を取り除く手術です …110
- 脊椎固定術は不安定な椎骨どうしを固定する手術です …112

第6章

腰椎椎間板ヘルニア　腰部脊柱管狭窄症
病気に対する正しい知識

常に負担のかかる腰椎は、障害を受けやすい部位です …128

◯ 背骨は椎骨が積み重なってできています …128

◯ 椎間板は背骨の関節として働き、衝撃吸収のクッションの役割ももっています …128

◯ 脊柱管は神経の通り道です …132

◯ 腰椎椎間板ヘルニアの原因は椎間板の老化です …134

◯ 椎間板も年齢とともに老化します …134

◯ いったん治っても、再発することがあります …116

◯ 筋力を保つことが予防につながります

◯ 適度な運動を心がけましょう …117

日常生活に配慮して腰への負担を軽くします …117

◯ 腰への負担が大きい姿勢や動作は避けましょう …121

◯ 肥満の予防がたいせつです …121

◯ 精神的ストレスが痛みにつながることがあります …124

コラム　エアロバイクが最適です …125

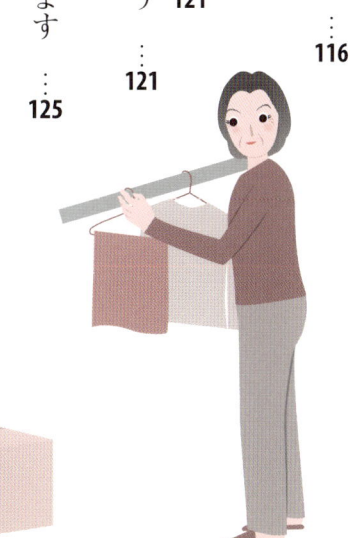

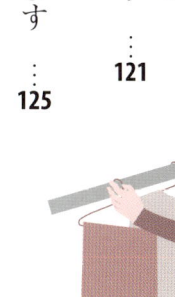

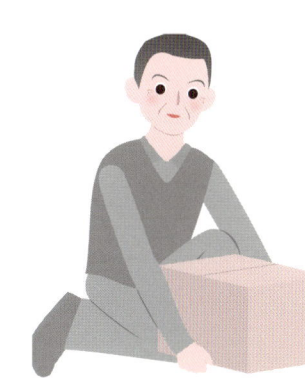

第7章

腰椎椎間板ヘルニア／腰部脊柱管狭窄症
これだけは聞いておきたい治療のポイントQ&A

○ 痛みやしびれなどの症状が現れると、腰椎椎間板ヘルニアと診断されます …134

○ 腰椎椎間板ヘルニアがおこりやすいのは、第4腰椎と第5腰椎の間です …135

○ 腰椎椎間板ヘルニアは働き盛りに多くみられます …136

○ 椎間板や骨の変形が進むと腰部脊柱管狭窄症がおこります …140

○ 脊柱管の内部が狭くなると、神経を圧迫して痛みやしびれなどの症状が現れます …140

○ 高齢人口の増加とともに増えることが予想されます …143

コラム ヘルニアはかなりの割合で自然に吸収されることがわかってきました …137

Q 腰椎椎間板ヘルニアとぎっくり腰とは違うのですか。 …146

Q 20歳代でも腰椎椎間板ヘルニアになりますか。 …147

Q 坐骨神経痛といわれましたが、これはどんな病気ですか。 …148

Q 手術がもっとも効果の高い治療法ですか。それなら早めに受けたいのですが。 …149

Q 手術のうまいお医者さんはどうやってみつければよいですか。 …151

Q 運動療法を勧められていますが、症状がぶり返しそうで怖いです。 …152

Q 鍼や整体、指圧の効果は認められていますか。 …154

Q パパイヤ療法とは、どんな治療法ですか。 …155

参考文献 …114・144

EBMシリーズ刊行にあたって …156

脊椎脊髄病の専門医のいるおもな施設リスト …175

〈協力者一覧〉
ブックデザイン／清原一隆
カバーイラスト／押金美和
本文イラスト／山口秀樹（SunWood）
編集協力／寺島みどり　渡辺百合　佐野悦子　はせべみちこ
DTP／D.Free

〈薬剤名の表記について〉
薬剤には、有効成分を表す一般名と、商品としての名前である商品名がありますが、本書では、一般名（商品名）と表記しています。

〈参考文献について〉
本文の文末に付記されている番号（※1～9）は、記述の根拠となっている文献を示しています。掲載雑誌名ほか研究内容の概要は114・144ページに掲載しています。なお、信頼性の高い臨床研究によって確認された報告のおもなものみ載せています。

プロローグ
どちらの病気も加齢による背骨の変化から始まります

　腰椎椎間板ヘルニア、腰部脊柱管狭窄症は、どちらも腰や脚に痛みやしびれが出る病気です。

　この2つは互いに関連のない別の病気のように考えられていますが、実はどちらも加齢に伴う椎間板の変性、つまり簡単にいえば背骨の老化によっておこる病気です。こうした椎間板の変化は、通常は10歳代後半から始まります。

　背骨（脊柱）は1本の骨ではなく、複雑な動きに対応できるように椎骨という骨が積み重なってできていますが、椎骨と椎骨の間にあって、いわばクッションのような役割を果たしているのが椎間板です。

　年をとるにしたがって、椎間板は水分を失い、弾力が低下していきます。その過程で外側に出っ張ることがありますが、それは自然な加齢現象で、徐々に出っ張っていくぶんにはとくに症状はありません。たとえば、著者の腰椎の椎間板を調べたところ、この10年の間に3カ所が出っ張ってきていますが、スキーやテニスをしたあとに少し痛んだりすることはあっても、痛みはすぐにおさまり、日々の生活に影響するということはありません。ところが、椎間板がもっとつぶれて、なかの組織

プロローグ

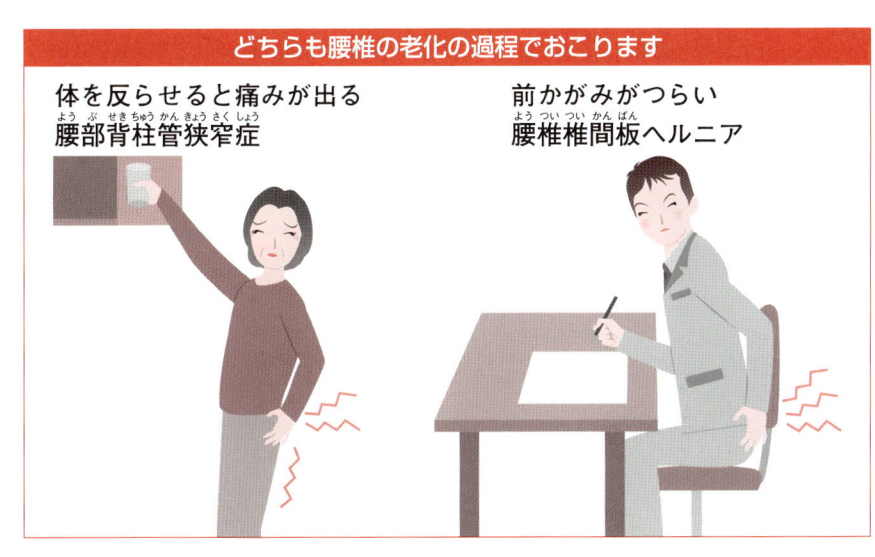

どちらも腰椎の老化の過程でおこります

体を反らせると痛みが出る
腰部脊柱管狭窄症
（ようぶせきちゅうかんきょうさくしょう）

前かがみがつらい
腰椎椎間板ヘルニア
（ようついついかんばん）

　椎間板の老化がさらに進むと椎間板の高さが保てなくなり、椎骨の間隔が狭くなったりゆがんだりして、しだいに背骨に無理な力がかかるようになります。力のかかる方向も一定ではなくかたよります。その無理な力に耐えようとして背骨の関節部分が異常な形になったり、骨の縁に骨棘（こつきょく）という棘のようなものができたり、骨をつないでいる靱帯（じんたい）がたわんだりします。その結果、背骨のなかにあって神経の束が通っている管（脊柱管）が、だんだん狭くなっていきます。脊柱管が狭くなると、なかの神経がこすれたり押されたり、脊柱管から外に出ていく神経の根元が圧迫されたりするようになって、痛みやしびれを中心とした症状が出ます。これが腰部脊柱管狭窄症です。

椎間板の老化が進むなかで、椎間板の一部が外に出てしまって自覚症状があるものを腰椎椎間板ヘルニアと呼び、さらに老化が進み、脊柱管が狭くなって神経そのものが障害を受け、自覚症状が出たものを腰部脊柱管狭窄症と呼ぶわけです。

腰椎椎間板ヘルニアのおもな症状には、腰痛のほかに脚の痛みやしびれがあります。腰部脊柱管狭窄症は、お尻から脚にかけて通っている坐骨神経に沿った部分に痛みやしびれがおこる坐骨神経痛と、そうした症状が出るため、休み休みでなければ歩けなくなる間欠跛行が特徴です。

調べてみると、高齢の腰部脊柱管狭窄症の患者さんには、ヘルニアがあることもめずらしくありません。最近、70歳代の男性が両脚の強いしびれを訴えて受診しました。さかのぼって話を聞いてみると中年期に、一時、腰痛があったといいます。おそらくこの患者さんは中年期に軽い腰椎椎間板ヘルニアを受診せずに過ごしていました。しかし、症状も軽く、自然におさまったので、神経をひどく圧迫することなく、自然に治ったのです。しかし、その後、老化が進んで椎間板がつぶれ、脊柱管が狭くなって神経を圧迫するようになり、脚のしびれという腰部脊柱管狭窄症の症状が出てきたわけです。

このように、腰椎椎間板ヘルニアと腰部脊柱管狭窄症は、加齢による老化の過程で生じる関連性のある病気です。では、それぞれの病気の診断と治療について説明していきましょう。

第1章

腰椎椎間板ヘルニア

診断はこのように行われます

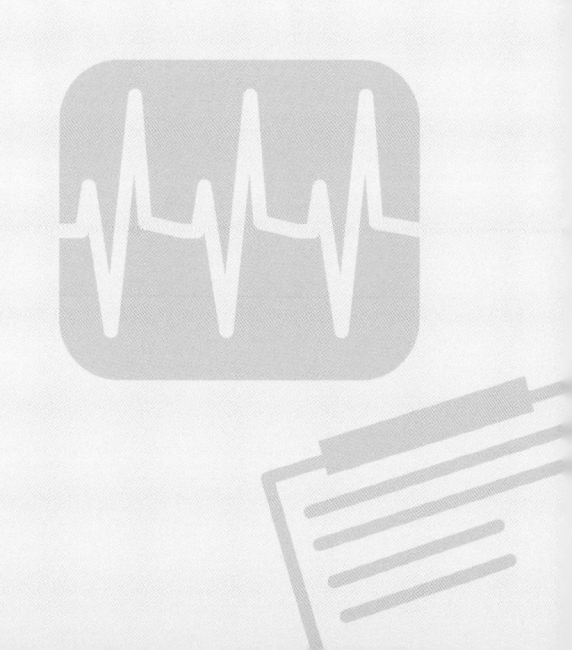

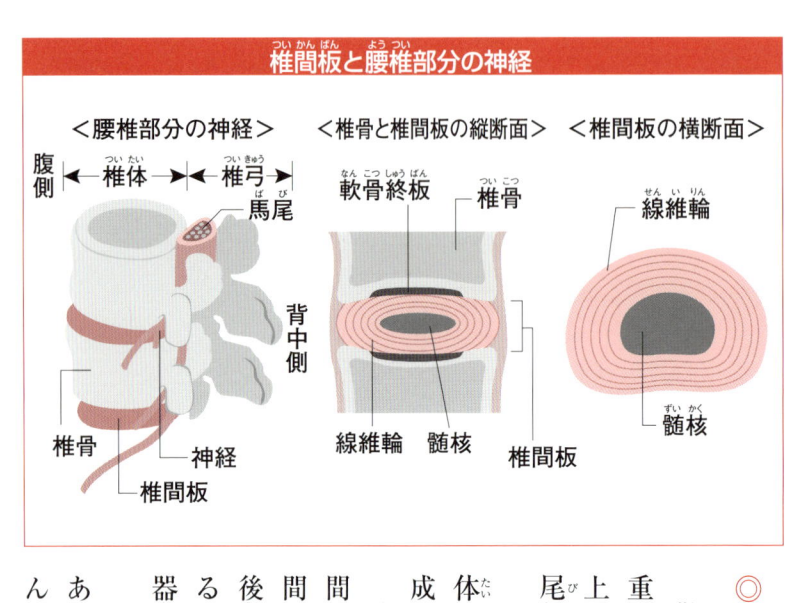

腰椎椎間板ヘルニアはこんな病気です

椎間板と腰椎部分の神経

＜腰椎部分の神経＞
- 腹側
- 椎体
- 椎弓
- 馬尾
- 背中側
- 椎骨
- 神経
- 椎間板

＜椎骨と椎間板の縦断面＞
- 軟骨終板
- 椎骨
- 線維輪
- 髄核
- 椎間板

＜椎間板の横断面＞
- 線維輪
- 髄核

◎腰椎椎間板ヘルニアとは

　背骨（脊柱）は、椎骨という骨が積み重なって形成され、首から背中にかけて上から頸椎、胸椎、腰椎、仙骨（仙椎）、尾骨と呼ばれています。

　1個の椎骨は、腹側の円柱形をした椎体と、背中側の複雑な形をした椎弓から成り立っています。

　積み重なっている椎骨の椎体と椎体の間にはさまっているのが椎間板です。椎間板は、椎体どうしをつなげて背骨が前後左右に動くのを助け、衝撃をやわらげるクッションの役割をもつ、たいせつな器官です。

　椎間板の中心部にはゼリー状の髄核があり、外側を線維輪という組織が取り囲んでいます（くわしくは第6章131ページ参照）。

16

第1章 腰椎間板ヘルニア 診断はこのように行われます

腰椎は5つの椎骨と5つの椎間板が積み重なってできています。それら腰椎の椎間板が、圧力を受けたり老化したりして変性したために、それぞれの神経が担当する領域の腰や脚へ飛び出して近くを通る神経の根元を圧迫し、髄核が背中側のほうに飛び出して近くを通る神経の根元を圧迫し、それぞれの神経が担当する領域の腰や脚の痛みやしびれを引きおこす病気が腰椎椎間板ヘルニアです。

ヘルニアとは、体内の臓器などがあるべき場所から飛び出した状態を指しますが、飛び出している臓器や組織そのものもヘルニアと呼びます。

◎おもな症状は腰痛と脚の痛み、しびれです

腰椎椎間板ヘルニアは急に痛みが出るのが典型的なタイプですが、徐々に症状が強くなるタイプもあります。おもな症状は、腰痛、脚の痛み、脚のしびれで、痛みとしびれの両方がみられることもあります。脚の症状は片側だけの場合と両側に出る場合があります。

脚の痛みやしびれは、お尻から太もものうしろ側、ふくらはぎ、かかと、足先へと伸びている坐骨神経に沿っておこる坐骨神経痛が多いのですが、脚のつけ根の鼠径部痛や大腿神経痛もみられます。

痛みは、前かがみになったり、いすに腰かけたりすると強くなります。せき、くしゃみ、重いものを持つ、動作を変えるなどの動きが痛みに影響し、安静にしていても、立ち続け、座り続けといった一定の姿勢のままでいるとつらくなるのが特徴です。痛みの強さは、病状によって異なりますが、七転八倒するような痛みが2日も3日も続くということはほとんどありません。

急に腰や脚の痛み、しびれが出るのが典型的な症状です

痛みは腰以外にも、お尻から脚にかけて多くみられます。

せきやくしゃみで、痛みが強くなります。

病状が進行すると、脚の筋力が低下して力が入らない、足首に力が入らず、かかとやつま先が上げにくいなどの症状や、脚の感覚が鈍くなる感覚障害が現れることもあります。

また、飛び出した髄核が、膀胱や直腸の働きと関係している神経を圧迫している場合には、膀胱、直腸の機能や感覚に障害が出る膀胱直腸障害がおこり、排尿や排便のコントロールがうまくできなくなったり、肛門、会陰部の周囲にしびれや灼熱感が出たりします。

これらの症状が出た場合は、時間がたつとヘルニアを除去しても傷んだ神経は回復しないので、緊急の手術が必要です。

なお、小児が腰椎椎間板ヘルニアをおこした場合には痛みがあまりなく、その代わり、腰椎の動きが制限されて、両脚を伸ばして座れない、前にかがめない、歩き方がおかしいといった症状を訴える

第1章 腰椎椎間板ヘルニア 診断はこのように行われます

ことがあるので、保護者の方々は注意しましょう。

◎椎間板の状態によって4つのタイプに分類されます

腰椎椎間板ヘルニアは椎間板の飛び出し方によって、次の4つのタイプに分類されています。

- 髄核が線維輪を押し出して椎間板の一部がふくらんで突き出た「膨隆型」
- 髄核が線維輪を突き破って飛び出した「脱出型」
- 髄核が線維輪と椎骨どうしをつないでいる後縦靱帯を破って飛び出している「穿破脱出型」
- 飛び出した髄核の一部が、離れた場所に移動してしまっている「遊離脱出型」

実際の腰椎椎間板ヘルニアでは、髄核が飛び出すだけでなく、線維輪も一緒に出てしまったり、椎間板の上下を覆っている薄い軟骨終板を巻き込んでいたりすることがあります。

次ページの4タイプの図は平面のイメージなので、膨隆型は症状が軽く、遊離脱出型は症状が重いように感じるかもしれませんが、実際は複雑な形をした椎骨の内側でおこっているので、どのタイプであるかということよりも、次のような点が症状や、治り方の違いにつながります。

- 飛び出した髄核と、椎骨どうしの連結部である椎間関節とのかかわり
- 椎体の後方にある神経や靱帯との関係
- 軟骨終板なども関係しているかどうか

腰椎椎間板ヘルニアの４つのタイプ

どのような飛び出し方をしているかによって、4つに分けられています。

【膨隆型(ぼうりゅう)】
髄核が線維輪を押して、背中側に突き出している。

椎骨　軟骨終板　後縦靭帯(こうじゅうじんたい)

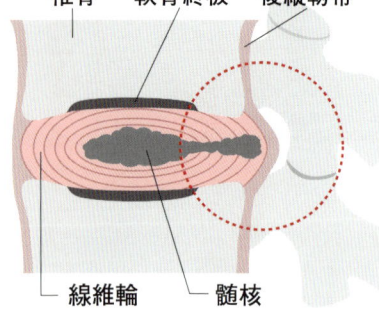

線維輪　髄核

【脱出型】
髄核が線維輪を破って飛び出し、椎骨どうしをつないでいる後縦靭帯を押している。

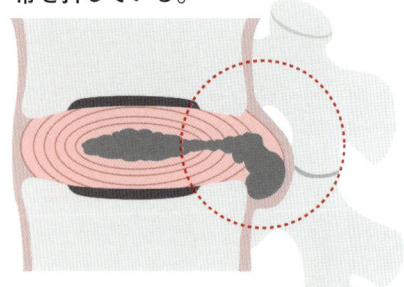

【穿破脱出型(せんぱ)】
髄核が後縦靭帯も破って、飛び出している。

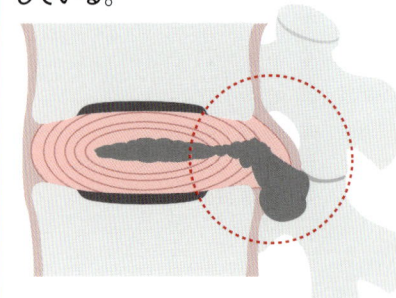

【遊離脱出型】
飛び出した髄核の一部が分離して、移動している。

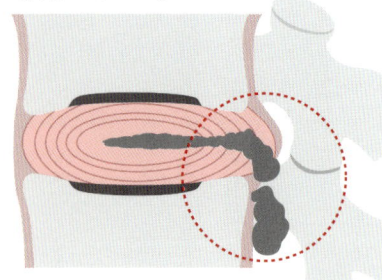

第1章 腰椎椎間板ヘルニア 診断はこのように行われます

診察では、こうした点をふくめ、さまざまな角度から十分に検討したうえで、治療法の選択を行います。

◎整形外科で正しい診断を受けましょう

腰椎椎間板ヘルニアの一般的な症状は突然おこる腰痛ですが、腰痛の原因にはさまざまなものがあります。がまんできる程度の腰痛であれば医療機関を受診すべきかどうか迷うと思いますが、次のような症状がみられる場合は、整形外科を受診するようにしてください。

- 2、3日ようすをみても痛みがとれない
- どんなかっこうをしても痛い
- 痛みがだんだん強くなる
- 腰から脚にかけてしびれがある
- 脚や足首に力が入らない
- 尿が出にくい、あるいは漏れるといった排尿障害がある
- すぐに排便したくなるといった排便障害がある

とくに、排尿や排便になんらかの障害が出ているケースでは、緊急手術が必要な場合もあるので、できるだけ早く受診しましょう。

診断には問診や視診、触診がたいせつです

痛みの状態を具体的に聞きます

● 朝起きてから夜寝るまでの動作を思いおこしてください。

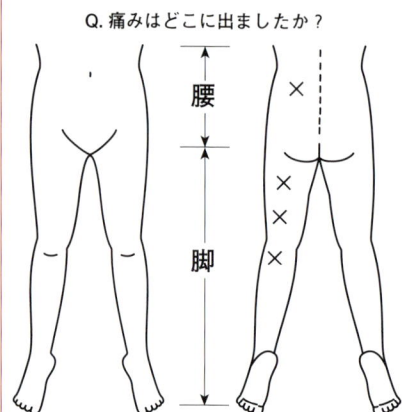

Q. 痛みはどこに出ましたか？

腰
脚

Q. どんなときに痛みが出ましたか？
（例）・起床時 ・洗顔時 ・着替えで腰をねじったりするとき ・作業や仕事、家事の場面 ・通勤時 ・買いもの ・昼間と夕方以降では症状は違うか ・座ってテレビを見ているとき ・入浴時 ・横になっているとき　など

Q. どのような痛みですか？
（例）・鈍痛 ・しびれ ・刺すような ・チクチクする ・筋肉がつるような　など

痛みやしびれが腰や脚のどの部分に出るか、左のような図に描き込んで具体的に示すと診断の参考になります。

◎問診や神経の障害を調べるテストを行います

診察では、まず問診を行います。問診は、どのような病気の可能性があるのか、医師が推測するためにたいへん重要です。

【問診・視診】

一般的な問診では、患者さんに左ページの表のような内容を確認します。医療機関によっては、質問を掲載した問診表を用意してあらかじめ患者さんに記入してもらい、それをもとに問診を進めるところもあります。

次に、痛みの状態を具体的に確認していきます。患者さんは受診前に上の例のような内容について整理し、簡単な箇条書きにしておくと診察がスムーズに進み

問診ではこんなことをたずねます

- どこが痛いですか
- どのような症状で困っていますか（痛み、しびれ、動かない　など）
- 痛みやしびれの種類は（鈍痛、しびれ、刺すような、チクチクする、筋肉がつるような　など）
- 痛みの程度はどのくらいですか
- いつから症状が始まりましたか
- 原因として考えられることがありますか
- あなたの仕事内容は（1日に／運転○時間、座り仕事○時間、重いもの○kgを○回持って運ぶ　など）
- 今回の症状で、過去に治療を受けたことがありますか
- 現在、治療中の病気がありますか
- 現在、服用中の薬がありますか
- 最近、体重が減っていますか
- 過去にかかった病気やけがをあげてください
- 過去に経験した手術をあげてください
- 薬、食物などのアレルギーはありますか
- 妊娠の可能性がありますか。現在、妊娠中ですか

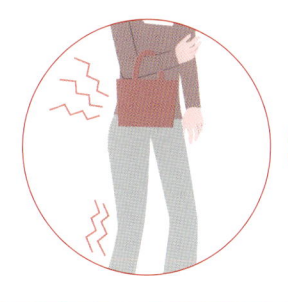

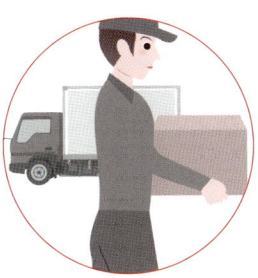

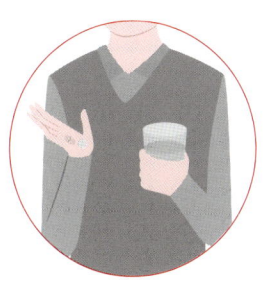

ます。

さらに、医師は患者さんの姿勢をみます。患者さんの体は、痛みを避けるために特徴のある姿勢をとっていることが多いので、診断の参考になります。また、患者さんに体を曲げたりひねったり、歩いたりしてもらい、痛みの出方や体の動きを確認します。

【触診・神経学的検査】

腰痛や脚の痛み、しびれを訴える患者さんに対して、よく行われるテストとして「下肢伸展挙上テスト（SLRテスト）」や「大腿神経伸展テスト（FNSテスト）」があります。脚を持ち上げたり、曲げたりして特定の場所が痛くなるかをみるもので、どの神経が障害を受けているかなどを調べます。

触診では患者さんの体にふれて、筋肉、背骨、関節などのぐあいを確かめます。

神経学的検査では、筋力、感覚、腱反射をみて、神経の障害の程度や、どの神経が障害を受けているかなどを調べます。筋力の検査では、医師が患者さんのひざや足首、足指を動かして、どのくらい抵抗する力があるかをみます。感覚の検査では筆やピンなどで皮膚にふれ、感覚の異常はないか調べます。腱反射はゴム製の小さなハンマーを使い、ひざ下の腱やアキレス腱の動きをみて反射が正常かどうかを検査します。

痛みの出方で、神経の障害を診断するテスト

●下肢伸展挙上テスト（SLRテスト）

あお向けに寝た患者さんの脚を、ひざを伸ばした状態で持ち上げます。70°以下でお尻から太もものうしろ側、すねの外側やふくらはぎにかけての脚のうしろ側に痛みがおこったら、腰椎の4番目と5番目、5番目と仙骨の間の神経根（129、130ページ図参照）に障害がおこっている可能性があります。

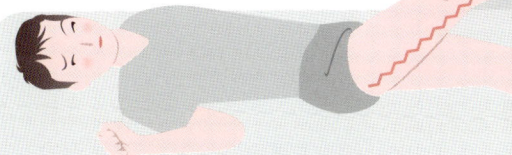

●大腿神経伸展テスト（FNSテスト）

うつぶせに寝た患者さんの片方の足首を支えてひざを曲げた状態で、ももを持ち上げます。曲げた脚の太もも前面に痛みがおこったら、腰椎のうち1番目と2番目、2番目と3番目、3番目と4番目の間の神経根（129、130ページ図参照）に障害がおこっている可能性があります。

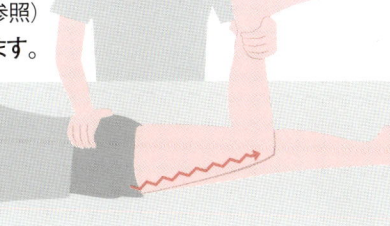

第1章　腰椎椎間板ヘルニア　診断はこのように行われます

筋力、感覚、腱反射を調べる神経学的検査

●**筋力を調べる**

医師が加える力に抵抗して患者さんに力を入れてもらい、ひざ、もも、足指などの筋力をみて、その筋肉をコントロールしている神経の状態を判断します。

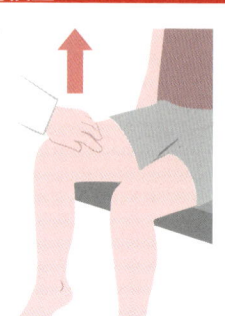

●**感覚を調べる**

筆やピンなどで皮膚にふれて感触や痛みを調べ、神経が障害を受けていないかをみます。

●**腱反射を調べる**

ゴム製の小さなハンマーでひざ下やアキレス腱を軽くたたいて反射を調べ、神経が正常に働いているかをみます。

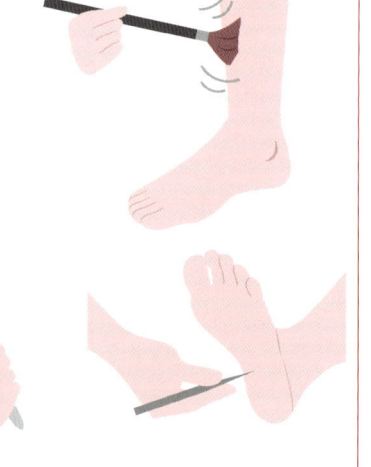

第1章 腰椎椎間板ヘルニア 診断はこのように行われます

腰椎椎間板ヘルニアのMRI画像

水平断面像

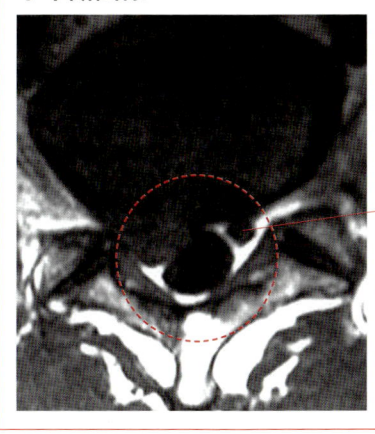

側面像

神経

ヘルニア

髄核が椎間板から飛び出して神経を圧迫しています。

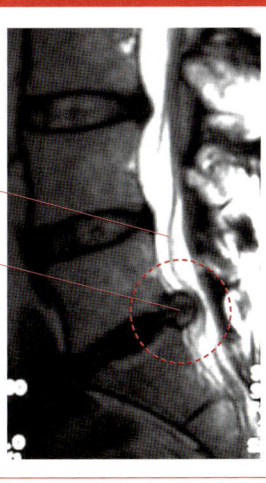

◎画像検査はMRIが中心です

腰椎椎間板ヘルニアの診断のため、一般にはX線検査、MRI（磁気共鳴画像）検査を行いますが、重要なのはMRI検査で、これでほぼ診断を確定することができます。

手術を検討するなど、さらに詳細な診断が必要な場合には、造影検査が行われることもあります。

【X線検査】

椎間板や神経は通常のX線検査では写らないので、腰椎椎間板ヘルニアの確定診断には不向きですが、骨の状態をみるには適しています。骨の形態の異常や変形の度合い、ヘルニア以外で腰痛や脚の痛みの原因となる骨折、がんなどがないかを調べることができます。

【MRI検査】

腰椎椎間板ヘルニアの診断に用いられる中心的な検査です。椎骨、椎間板、神経（神経根や馬尾）の情報が鮮明な画像で得られるため、病変部を詳細に把握できます。

【造影検査】

脊髄腔や椎間板に造影剤を注入してX線で画像をみる検査で、脊髄造影、椎間板造影、選択的神経根造影などがあります。

脊髄造影では背骨を前に曲げたり、うしろに反らせたりして観察することが可能で、ヘルニアによる神経の圧迫の程度が詳細にわかるなど、MRI検査を補う情報を得ることができます。

椎間板造影では椎間板の変性の程度がわかるほか、椎間板に造影剤を注入したときに痛みが誘発されるかどうかをみることで、その椎間板が症状の原因となっているかを判定するのに役立ちます。

選択的神経根造影は、背骨の中央よりややわきのほうに飛び出した髄核によって障害をおこしている神経根の状態を調べるものです。神経根は脚のほうへと伸びる神経の根元の部分で、どの神経根が症状の原因となっているかを特定するために行われます。

◎その他必要な検査があります

問診や神経学的検査、MRI検査で腰椎椎間板ヘルニアが疑われても確実ではありません。ほかの病気がないか、合併症はないかなどを調べるために、必要な検査があります。

骨粗鬆症や腫瘍などがある患者さんには、血液検査や尿検査を、骨粗鬆症が疑われる場合には骨密度検査（骨量測定）を行うことがあります。そのほか、血液の血清中の成分を化学的に分析して病気を調べる生化学検査、脚の筋肉や末梢神経に刺激を与えて反応をみる電気生理学的検査、血管の状態を調べる検査などが、必要に応じて行われます。

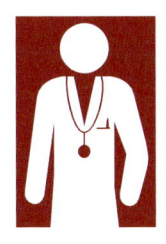

ほかの病気との鑑別も重要です

◎腰椎にかかわるさまざまな病気があります

腰痛がおこる病気の多くは腰椎の椎骨や椎間板の変性、いわゆる老化によるものです。腰椎の変性による腰痛では、中年期までの比較的若い年代に腰椎椎間板ヘルニア、腰部椎間板変性症など、老化が進んでくると変形性腰椎症、腰部脊柱管狭窄症、腰椎変性すべり症などが多くなります。高齢者では骨粗鬆症による圧迫骨折が腰痛の原因になっていることもあります。

また、脊椎炎や脊椎腫瘍により腰痛が現れることもあります。

ここにあげた病気のなかで神経を圧迫する状態があれば、腰痛だけでなく、脚の痛みやしびれが現れます。

◎内臓、血管の病気も腰痛、脚の痛みやしびれの原因となります

腰痛は、内臓や血管の病気が原因でおこることもあります。内臓の病気としては、かぜ、胃潰瘍、急性膵炎、腎臓や尿管、膀胱の病気、子宮筋腫、子宮内膜症、卵巣のう腫、子宮がんなどがあげられます。血管の病気としては、腹部大動脈瘤、閉塞性動脈硬化症などがあります。閉塞性動脈硬化症は、動脈硬化により脚の動脈の内側が狭くなったり詰まったりして血行が悪くなる病気で、お尻や脚の痛みやしびれなどの症状が現れます。

第1章 腰椎椎間板ヘルニア 診断はこのように行われます

腰痛がおこるおもな病気

●椎骨、椎間板に原因があるもの（腰椎椎間板ヘルニア・腰部脊柱管狭窄症を除く）

ぎっくり腰などの急性腰痛	重いものを持ち上げたり、くしゃみをした拍子などに、突然強い痛みにおそわれる。疲労の蓄積による腰の筋肉や靭帯の外傷、場合によっては椎間板の亀裂などで障害がおこる。
腰部椎間板変性症	椎間板に亀裂が生じたりして痛みがおこる。
変形性腰椎症	おもに老化のために椎骨が変形し、骨に棘のような骨棘が増殖したり、椎間板が変形したりする。
腰椎変性すべり症	椎間板や椎間関節が老化によって変形してゆるみ、一部の椎骨が前あるいはうしろにずれ、脊柱管が狭くなって神経が圧迫される。腰部脊柱管狭窄症に合併している割合が高い。
骨粗鬆症による脊椎骨折や変形	骨量が減少して骨がもろくなり、腰の骨の圧迫骨折や変形がおこる。
感染性脊椎炎	椎骨が細菌などに感染して化膿し、破壊されていく。
がんの転移による脊椎腫瘍	もとのがんが進行し、腫瘍が背骨にできて、神経が圧迫される。

●内臓や血管の病気に原因があるもの

かぜ、胃潰瘍、急性膵炎、腎臓・尿管・膀胱の病気、子宮筋腫、子宮内膜症、卵巣のう腫、子宮がんなど

腹部大動脈瘤	動脈の一部がこぶのようにふくらむ。血管壁に亀裂が入ったりすると、腰などに激痛がおこることがある。
閉塞性動脈硬化症	動脈硬化により脚の動脈の内側が狭くなったり詰まったりして血行が悪くなり、痛みやしびれなどの症状が現れる。

●その他
ストレスなどによる心因性腰痛

◎診断が確定したら治療方針を決めます

さまざまな診察、検査、ほかの病気との鑑別を行って診断を確定し、治療方針を検討します。腰椎椎間板ヘルニアの治療には大きく分けると、保存療法と手術療法の2つがあり、保存療法を続けることで治るものが多いため、基本的にはまず保存療法を行います。保存療法には、「薬物療法」「神経ブロック」「運動療法」「装具療法」「物理療法」があります。

発症早期（3カ月まで）には、おもに薬物療法と神経ブロックで症状をやわらげます。慢性期（3カ月〜）の痛みに対しては薬物療法を継続し、神経ブロックを適宜行い、必要に応じてコルセットをつけます。そのほか、電気療法や温熱療法などの物理療法や運動療法を併用して、回復を図ります。

ただし、膀胱直腸障害がある場合や、病気が進行して、神経の障害による脚の筋力低下などが出ている場合には、早期に手術療法を検討します。

骨や椎間板に原因がある腰痛は、整形外科で治療を行います。一方、内臓や血管の病気が原因になっている腰痛は、内科、血管外科、泌尿器科、婦人科などで、原因となっている病気の治療を行う必要があります。腰痛の背景に重大な病気が隠れていることもあるので、鑑別が重要です。

整形外科や内科などで検査をしても原因がわからない場合は、ストレスなどの心理的・社会的な要因が腰痛の背景にあるケースもあります。こうした場合には、精神科や心療内科などで治療が行われます。

第2章

腰椎椎間板ヘルニア

これが基本となる正しい治療です

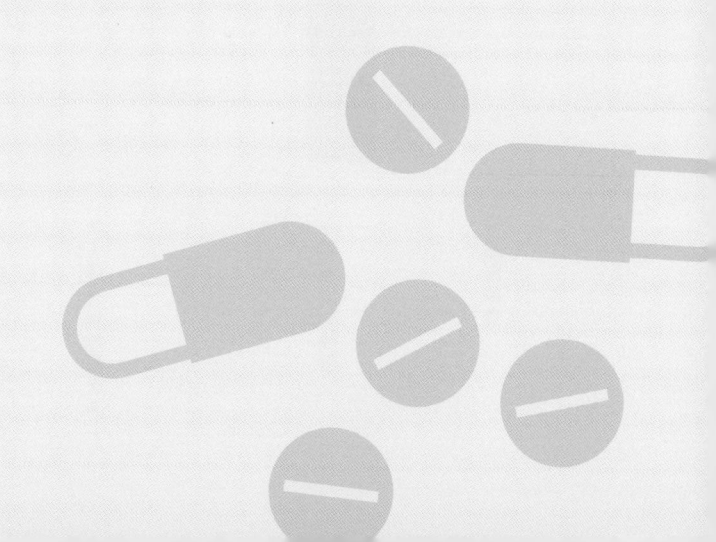

保存療法の治療計画

ステップ1 ……診察・検査・診断

0〜1週間

◎問診、視診、触診、下肢伸展挙上テスト（*）、大腿神経伸展テスト（*）、神経学的検査（*）などを行います。
◎X線検査、MRI検査を行います。
◎必要と判断された場合は、造影検査（*）、血液検査、生化学検査（*）、尿検査、骨密度検査、電気生理学的検査（*）などを行います。
◎診察と検査の結果、診断を確定します。

ステップ2 ……発症早期の保存療法

〜3カ月

◎痛みが強い場合は安静にします。動ける場合は、痛みを招く姿勢をとらないようにして、できるだけふだんどおりの生活を続けます。
◎薬物療法では、非ステロイド性消炎鎮痛薬と筋弛緩薬（*）を服用します。湿布剤や塗り薬を用いることもあります。

---

*下肢伸展挙上テスト
あお向けに寝た患者さんの伸ばした脚を持ち上げ、特定の場所に痛みが出るかを確認します。

*大腿神経伸展テスト
うつぶせに寝た患者さんのひざを曲げさせて足首を支え、ももを持ち上げて、特定の場所に痛みが出るかを確認します。

*神経学的検査
筋力、感覚、腱反射みて、神経の障害の状態を調べます。

*造影検査
目的の部位に造影剤を入れてX線撮影をし、患部のくわしい情報を得る画像検査です。

第2章　腰椎椎間板ヘルニア　これが基本となる正しい治療です

ステップ3 ……慢性の痛みに対する保存療法

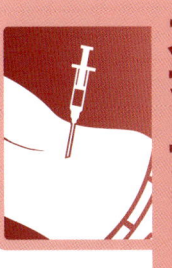

3カ月～

◎薬物療法で効果がみられない場合は、神経ブロック（＊）を行います。
◎コルセットによる装具療法を行います。
◎日常生活での姿勢や動作についての指導を行います。
◎症状に応じて薬物療法を続けます。
◎神経ブロックを適宜行います。
◎装具療法、物理療法（＊）で症状の軽減を図ります。
◎運動療法を行います。
◎保存療法で効果がみられない場合は、手術を検討します。

ステップ4 ……経過観察

～1年

◎痛みなどの症状が改善したら、日常生活に戻ります。
◎半年後にMRI検査などの画像検査を行い患部の状態をみます。症状がなければ、治療を終了します。

＊**生化学検査**
血液の血清中の成分を化学的に分析し、病気を調べる検査です。

＊**電気生理学的検査**
脚の筋肉や末梢神経に刺激を与え、筋肉や神経の異常を調べる検査です。

＊**筋弛緩薬**
筋肉の緊張をゆるめて、痛みを軽くする薬です。

＊**神経ブロック**
痛みのおこっている神経に局所麻酔薬やステロイド薬を注入して痛みを抑える治療法です。

＊**物理療法**
電気、熱、水などの物理的なエネルギーを用いて血液循環を改善し、痛みを軽くする治療法です。

保存療法はこのように進められます

腰椎椎間板ヘルニアの治療では、まず保存療法を行うのが一般的です。ただし、排尿や排便に支障が出るような膀胱直腸障害や、強いしびれ、脚の著しい筋力低下などの症状を伴う場合は、早期に手術を検討します（42ページ参照）。

腰椎椎間板ヘルニアの痛みは、時間の経過とともに自然におさまっていく場合が多く、一般には症状が出てから1カ月以内に軽くなっていきます。

1カ月程度が経過したところで、軽い筋力の低下などが残っていても、障害を受けた神経根（132ページ参照）がゆっくり回復したり、隣り合う神経根が障害を受けた神経根に代わって働くようになることも期待できるので、保存療法を続けます。

痛みが軽くなったら、徐々に安静状態から日常の活動へと移り、薬物療法を中止して、経過観察を行います。スポーツをふくめたもとの活動には、およそ3カ月過ぎたころから復帰することができます。3カ月以上保存療法を続けても症状が軽くならない場合や、一度おさまっていたのに再発して痛みが続く場合は、神経ブロックなどもふくめ、複数の保存療法を組み合わせて治療していきます。

手術をせずに保存療法を行い治った例が、自然治癒なのか、治療の効果なのかを判断するのは困難です。また、急におこった腰椎椎間板ヘルニアで、とくに治療をしなかった場合と、保存療法を行った場合との回復状態の差や、各保存療法の効果の優劣については、まだ結論が出ていません。

ステップ1 問診、視診、触診、神経学的検査、画像検査などで診断を確定します

まず、問診を行います（22ページ参照）。

視診では、おもに姿勢を観察します。これは腰痛、脚の痛みを避けるために、痛みの出ない方向に体を曲げている患者さんが多いためです。次に、患者さんに前にかがむ、うしろに反る、腰をひねるなどの動きをしてもらい、動かせる範囲や痛みがおこる姿勢などを調べます。

また、下肢伸展挙上テスト（SLRテスト・24ページ参照）および、大腿神経伸展テスト（FNSテスト・24ページ参照）を行い、一定の姿勢により脚（下肢）の痛みが誘発されるかなどを調べます。SLRテストで痛みが生じれば腰椎の下部におこった椎間板ヘルニアが疑われ、FNSテストで痛みが生じれば腰椎の上部におこった椎間板ヘルニアが疑われます。

さらに、触診や神経学的検査（24ページ参照）で、筋力低下の有無、感覚の異常がないか、腱の反射の状態などをみます。MRI検査ではほぼ確定診断が可能です。

画像検査では、まずX線検査で骨の状態を、MRI検査で椎間板や飛び出した髄核の状態などをみます。必要に応じて、脊髄造影や選択的神経根造影（28ページ参照）などの造影検査を行い、MRI検査だけでは足りない情報を補います。

また、血液検査、生化学検査、尿検査などを行い、腰椎の変性以外の炎症や腫瘍

第2章 腰椎椎間板ヘルニア これが基本となる正しい治療です

37

の影響、および内臓や血管の病気がないかどうかを調べます。たとえば、これまでにがんの手術をしたことがある患者さんが、脚の痛みを強く訴える場合は、がんのマーカーまでふくめて血液検査を行います。

骨粗鬆症を調べるための骨密度検査、筋肉や神経根の障害の程度をみる電気生理学的検査などを行う場合もあります。

以上のような検査を行って、腰椎椎間板ヘルニアの診断を確定します。

ステップ2

発症早期には、安静、薬物療法、神経ブロックを適宜併用して治療を進めます

発症早期の痛みの強いときには安静を基本とし、体を激しく使う仕事や活動、スポーツは行わないようにします。座っているのがつらければ、横になるなど楽な姿勢をとるようにします。

椎間板への圧力は姿勢によって変化します

25 / 75 / 100 / 120 / 150 / 220 / 140 / 185 / 275

直立しているときを100として、日常生活の動作で椎間板にかかる圧力を比べたものです。直立よりも腰を曲げた姿勢のほうが圧力がかかり、荷物を持つとさらに負担が増します。痛みがあるうちは椎間板に負担がかからない姿勢を心がけましょう。

（Nachemson 1976）

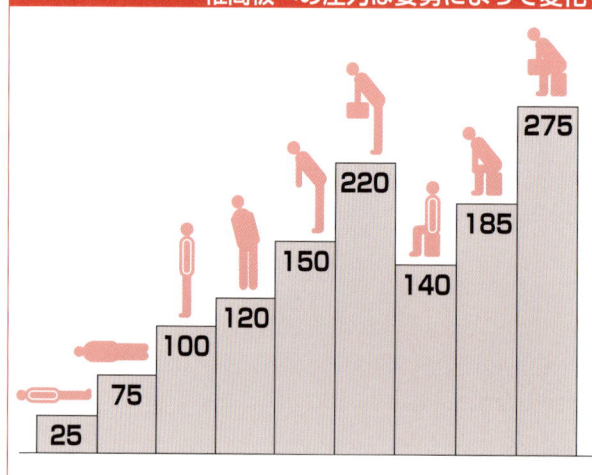

薬物療法としては、痛みや患部の炎症を抑える非ステロイド性消炎鎮痛薬を用います。この薬にはいろいろな種類があるので、3日～1週間程度で症状が軽くならない場合は、別の種類に変更します。また、胃腸のぐあいが悪くなるなどの副作用が出た場合にも、担当医に伝えて別の種類の薬に変えてもらうようにします。湿布剤や塗り薬などの外用薬を、併用することがあります。

ほかに、こわばった筋肉の緊張をほぐして痛みを軽くするために、筋弛緩薬が併用される場合もあります。

薬を用いても痛みがおさまらない場合は、神経ブロック（52ページ参照）を行います。著者は、発症後2週間たっても症状が半減しない場合は、神経ブロックの1つの方法である硬膜外ブロック（52ページ参照）を行っています。

硬膜外ブロックを行っても効果がなけ

第2章　腰椎椎間板ヘルニア　これが基本となる正しい治療です

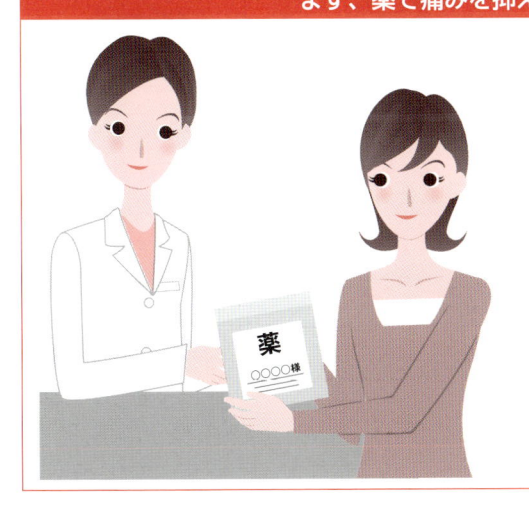

まず、薬で痛みを抑えます

痛みを抑えるために、まず非ステロイド性消炎鎮痛薬や筋弛緩薬を用います。薬を受け取ったらとくに通院の必要はありませんが、1週間飲んでみて効果がなかったら、必ず担当医に相談しましょう。

ステップ3　慢性の痛みには複数の治療法を組み合わせて症状を改善します

れば、選択的神経根ブロック（53ページ参照）を行います。そのままようすをみます。効果が持続する患者さんもいますが、少しずつ痛みが戻ってくる場合は、もう1回行うのが一般的です。その後も治療を継続する場合は、3カ月に1回行います。

薬物療法も神経根ブロックも、ヘルニアを直接縮小させることはありませんが、圧迫によっておこった神経根の炎症を軽減する効果があります。

また、コルセット着用による装具療法（58ページ参照）を行うこともあります。コルセットをつけると、腰が安定し、動きが制限されることで、椎間板にかかる負担が減るため、痛みを軽くする効果があります。ただし、つけ続けると逆に筋力を弱めることになるので、つける期間は担当医の指示にしたがいましょう。

大部分の症例では、以上のような保存療法を行うことで、発症後1カ月以内に腰痛、脚の痛みやしびれなどの症状が改善されます。

薬物療法を継続しても、痛みが続く場合には神経ブロックを適宜行います。コルセット着用による装具療法、牽引療法、電気療法、温熱療法、光線療法、水治療法などの物理療法（59ページ参照）も適宜組み合わせて、症状の軽減を図ります。痛みがおさまってきたら、筋力低下を防ぐために、腹筋、背筋の強化、ストレッチなどの運動療法（55ページ参照）を開始します。

保存療法を行っても効果がみられない場合は、手術を検討することもあります。

ステップ4　経過観察を行います

症状が軽くなり、動きに支障がなくなったら、日常生活に戻ります。初診から半年ほどあとにMRIなどの画像検査を行って、患部の状態を確認することがあります。椎間板が飛び出した状態が解消されていなくても、症状がなくなれば治療を終えます。

手術療法の治療計画

ステップ1 ……問診・検査・診断・緊急手術の検討

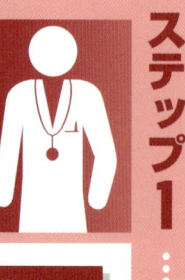

受診日

◎ 問診や検査（22ページ参照）を行い、診断を確定します。

◎ 膀胱直腸障害（＊）、重度の脚のしびれや筋力の低下などがある場合は、緊急手術を検討します（ステップ3へ）。

ステップ2 ……経過観察・手術の検討

〜3カ月

◎ 保存療法を行っても効果がみられない場合は、手術を検討します。

＊ **膀胱直腸障害**
排尿や排便がうまくコントロールできなくなるなどの機能障害や、肛門や会陰部周囲にしびれや灼熱感があるなどの感覚障害が現れます。

42

第2章 腰椎椎間板ヘルニア これが基本となる正しい治療です

ステップ3 ……手術法の選択・入院

入院〜手術

◎「後方椎間板切除術」（*）が、基本的な手術法です。
◎必要に応じて「後方椎間板切除術」と「脊椎固定術」（*）を組み合わせる場合があります。
◎その他の手術法を検討することもあります。
◎手術法が決まったら、医師は患者さんに十分な説明をします。
◎各種検査を行って全身の状態をチェックしたのち、入院します。
◎必要に応じて、造影検査（*）を行います。

ステップ4 ……手術の実施

手術当日

◎手術を行います。
◎手術部位の傷の痛みに鎮痛薬を用います。傷口からの感染予防のために抗菌薬を点滴投与します。
◎ベッド上で安静を保ちます。

＊後方椎間板切除術
背中側から切開して髄核を摘出する手術法で、直視下手術、顕微鏡下手術、内視鏡下手術の方法があります。

＊脊椎固定術
椎骨どうしがぐらぐらしたり、ずれていたりする場合などに、上下の椎骨をくっつけて固定する手術です。

＊造影検査
目的の部位に造影剤を入れてX線撮影をし、患部のくわしい情報を得る画像検査です。

ステップ5 ……リハビリテーション・退院

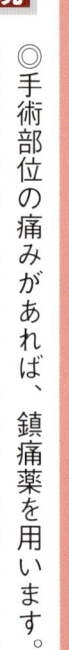

【手術翌日～退院】

◎手術部位の痛みがあれば、鎮痛薬を用います。
◎ベッドでのリハビリテーションを開始します。
◎手術後には、手術の効果によって脚や腰の痛みはなくなるか、かなり減っています。
◎コルセットをつけ、歩行器を利用して歩く練習を始めます。
◎安定して歩けるようになったら、歩行器の使用をやめ自立歩行にします。
◎手術部位の痛みがおさまってきたら運動療法を行い、筋力の低下を防ぎます。
◎手術後、1～2週間で退院します。

ステップ6 ……経過観察

【退院～1年】

◎退院後は、自宅で運動療法を継続します。
◎3カ月間は腰に負担をかけないよう生活に注意します。
◎定期的にMRI検査を行います。
◎1年後にとくに問題がなければ、治療を終了します。

44

手術療法はこのように進められます

手術はヘルニアを取り除いたり、ヘルニアをおこしている椎間板内の髄核を抜き取ってなかの圧力を下げたりして、神経への圧迫を取り除く目的で行われます。

腰椎椎間板ヘルニアで緊急に手術が必要なのは、膀胱直腸障害（18ページ参照）、脚の重度のしびれや筋力の低下を伴う場合です。このような症状を放置しておくと、傷ついた神経が回復しにくくなるため、膀胱、直腸などの機能や脚の筋肉の動きが元に戻りきらず、後遺症が残る場合があります。速やかに手術を受けることが重要です。

そのほかに、手術が検討されるのは、以下のような場合です。

- 保存療法で治療効果がみられず、痛みや筋力の低下などの症状が続いている。
- 保存療法で治る可能性はあるが、日常生活や社会生活に著しい支障が出ている。
- 体を使う職業やスポーツ選手などで、できるだけ早く復帰したい希望がある。

ステップ1 問診や検査で診断を確定し、重大な神経の障害がある場合は手術を考慮します

腰痛、脚の痛みやしびれを訴えて受診した患者さんに対して、保存療法の治療計画（34ページステップ1参照）と同様に問診、視診、下肢伸展挙上テスト、大腿神経伸展

第2章 腰椎椎間板ヘルニア これが基本となる正しい治療です

ステップ2 保存療法を続けても回復がみられない場合は、手術を検討します

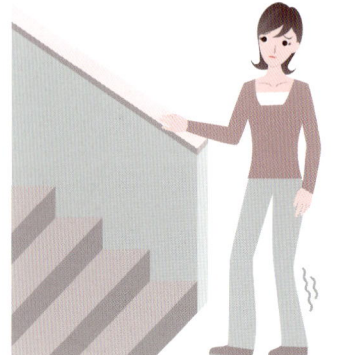

テスト、触診、さらに、X線検査、MRI検査、その他必要な検査を行い、腰椎椎間板ヘルニアかどうかを診断します。排尿や排便がうまくできない膀胱直腸障害や、著しい筋力低下などが出ている場合は、障害が残らないようにただちに緊急手術を検討する必要があります（※1　114ページ参照）。

診察・検査で緊急手術は必要ないと判断された場合は、保存療法の治療計画（34ページステップ2参照）と同様に安静、薬物療法、神経ブロック、物理療法などの保存療法を行って、経過をみていきます。

3カ月ほど治療を続けても効果が現れず、痛みやしびれ、筋力の低下などが改善されなかったり悪化したりして、生活

症状によっては手術を考えます

排尿や排便がうまくいかなくなったり、力が入らず脚がうまく動かなかったりする場合は、神経が強く障害を受けているので、回復を図るために早めの手術が必要になります。

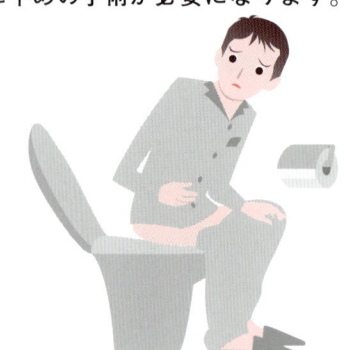

ステップ3　手術法を選択し、入院します

に支障をきたすような場合は、手術を検討することになります。

もっともよく行われている手術法は、背中側から切開して、ヘルニアを摘出し、神経根への圧迫を取り除く「後方椎間板切除術」(61ページ参照)です。この手術では、顕微鏡や内視鏡を使用する、従来どおり肉眼で見ながら進める直視下手術のほかに、切開部の小さい手術法もとられます。

患者さんによっては、椎間板が極端に弱くなっていて、上下の椎骨がぐらぐらしたり、ずれたりしていることがあります。また、以前に腰椎椎間板ヘルニアの手術を受けたものの、再発して、2度目、3度目の手術の場合もあります。これらの場合は、椎間板を摘出したのち、骨を移植し、上下の椎骨をくっつけて固定する「脊椎固定術」(62・112ページ参照)をあわせて行うことがあります。

そのほかの手術法として、皮膚を切開しない「経皮的椎間板摘出術」(64ページ参照)、「レーザー椎間板蒸散法」(65ページ参照)があります。いずれも高くなっている椎間板内の圧力を下げ、神経根への圧迫をやわらげる方法ですが、有効な患者さんは限られています。

手術法が決まったら、各種検査を行って全身の状態をチェックし、入院します。必要に応じて、造影検査で患部や神経の状態などをくわしく調べます。

第2章　腰椎椎間板ヘルニア　これが基本となる正しい治療です

ステップ4　手術当日は安静を保ちます

後方椎間板切除術は、直視下、顕微鏡下、内視鏡下とも全身麻酔下で行われます。経皮的椎間板摘出術、レーザー椎間板蒸散法は局所麻酔下で行われます。

手術直後から手術部位の痛みをおさえるために鎮痛薬を用い、痛みの状態に合わせて坐剤、注射剤などが使用されます。また、傷口からの感染を予防するため、抗菌薬を点滴で投与します。

手術当日は原則として安静を保ちます。

ステップ5　徐々に活動の範囲を広げ、日常生活に困らない程度に動けるようになったら退院します

一般に、手術の翌日には手術の効果によって、手術前にあった脚や腰の痛みはなくなるか、かなり少なくなっているはずです。ベッドを少しおこせるようになり、コルセットをつけて（58ページ参照）体をひねらないように注意しながら、横向きになったり、寝返りを打ったりします。2日目にはベッドに腰かけることができます。

手術部位の痛みに応じて歩行練習を開始します。後方椎間板切除術を内視鏡下で行った場合は、直視下の場合より早めに歩行練習を開始できます。複数の椎間板を手術したり、脊椎固定術を行ったりした場合には、歩行の練習開始が多少遅くなります。最初は歩行器を使用して、歩幅を狭く、ゆっくりと歩くようにします。一般に、1週間以内に、歩行器を使わずに歩けるようになります。

ステップ6 退院後は、約1年間経過を観察します

手術部位の痛みがおさまってきたら運動療法（55ページ参照）を始めて、腹筋や背筋を強化します。

日常生活に困らない程度に回復したら、担当医と相談して退院時期を決めます。

退院後は徐々に、日常生活に戻ります。

ただし、椎間板に大きな負担をかける仕事や、スポーツの開始時期については、担当医と相談してください。

退院後も、運動療法で腹筋や背筋を強化します。スポーツなどに復帰しても、運動療法を続けることが望まれます。

手術後は定期的にMRI検査を受けて、回復の状態を確認します。著者は6カ月後と1年後に行うようにしています。

退院後しばらくは腰に負担のかかる動作は避けましょう

重いものを持ち上げる、重いものを持ったまま腰をひねる、長時間運転を続けるなどは、腰に大きな負担となります。回復の状態を確認するまで、用心が必要です。

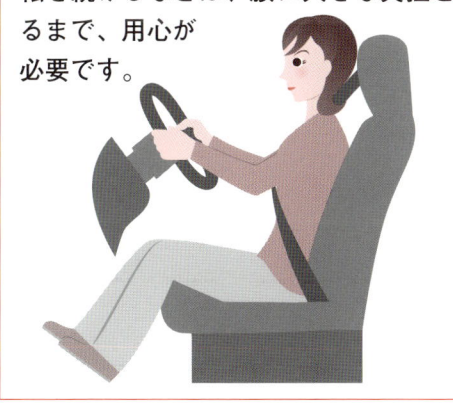

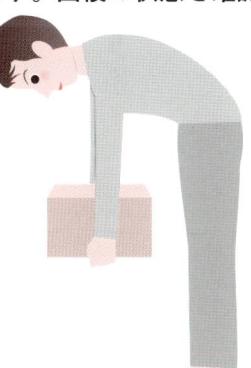

治療に用いられる薬についてよく知っておきましょう

腰椎椎間板ヘルニアの保存療法で、最初に行われるのは薬物療法です。治療に用いられるおもな薬は非ステロイド性消炎鎮痛薬（NSAIDs：エヌセイズ）、いわゆる痛み止めの薬と、筋肉の緊張をやわらげる筋弛緩薬です。

●非ステロイド性消炎鎮痛薬は痛み止めです

痛みのもととなっている神経根の炎症を鎮め、痛みを軽くするために非ステロイド性消炎鎮痛薬を服用します。この薬には多くの種類があり、おのおのの患者さんに合わせた薬が用いられます。

副作用として、胃腸障害、肝機能障害、腎機能障害などが認められ、最近は副作用が少ないCOX─2選択的阻害薬のエトドラク（商品名ハイペンなど）などが使用されるようになってきました（※2 114ページ参照）。

使用期間についての基準はありませんが、長期にわたって飲み続けると、肝臓や腎臓の機能に障害を生じることがあるため、担当医の指示にしたがって使用してください。

●外用薬で痛みをやわらげます

痛みをやわらげるために、湿布剤や塗り薬が内服薬と併用してよく用いられます。最近の湿布剤や塗り薬のほとんどのものには非ステロイド性消炎鎮痛薬がふくまれ

ているので、痛みを抑える効果があります。

● **筋弛緩薬は筋肉のこわばりをとります**

痛みのために筋肉が収縮してこった状態が続くと、こりによってさらに痛みが強くなるという悪循環が生じます。痛みのためにこわばってしまった筋肉の緊張をやわらげて、痛みを軽くするのが筋弛緩薬で、クロルフェネシンカルバミン酸エステル（商品名リンラキサーなど）がよく用いられます。非ステロイド性消炎鎮痛薬と同時に使うと効果が上がるため、併用することがあります。

副作用として胃の不快感、食欲不振などの消化器症状や、眠気、めまいなどが現れることがあります。

神経ブロックについてよく知っておきましょう

神経ブロックは、おもに脚の痛みに対して、薬物療法で効果が得られなかったときに行われる治療法で、痛みのおこっている神経に局所麻酔薬やステロイド薬を注入して痛みを抑えます。腰椎椎間板ヘルニアそのものを治す治療法ではありませんが、局所麻酔薬は障害を受けた神経をまひさせて痛みが伝わるのを防ぎます。また、ステロイド薬には抗炎症作用があって神経とその周囲の炎症を抑えるため、局所麻酔薬に加えて用いると、効果を持続する働きがあります。

おもに行われる神経ブロックは、「硬膜外ブロック」と「選択的神経根ブロック」です。

● 硬膜外ブロックは外来診療室で行える治療法です

脚にいく神経を動かしたり、脚の感覚を脳に伝えたりする神経は束になって脊柱管内（せきちゅうかんない）（128ページ参照）を通っています。この神経の束を馬尾（ばび）といい、硬膜という膜に包まれています。

ヘルニアにより障害を受けている馬尾を包む硬膜の外側の、硬膜外腔（こうまくがいくう）というスペースに局所麻酔薬やステロイド薬を注入するのが硬膜外ブロックです。硬膜外腔には馬尾から分かれた神経根が通っているので、この治療法は神経根にも、馬尾にも効果を発揮します。多数の神経に一度に作用しますが、とくにヘルニアなどで障害を受けている神経に対して効果が強く現れます。

第2章 腰椎椎間板ヘルニア これが基本となる正しい治療です

硬膜外ブロックには、2つの方法があります。1つは、横向きに寝て腰から注射器の針を刺し、椎骨の間から薬を注入する方法です。もう1つの方法では、うつぶせの姿勢になって、お尻の上のあたりに注射器の針を刺し、尾骨に近いところにある仙骨（128ページ参照）から仙骨裂孔という孔を通して薬を注入します。

この治療は、外来の診療室でも行うことができます。治療後は10～30分ほどベッドで安静にし、その後、効果を確認して帰宅します。

● 選択的神経根ブロックでは神経根の状態の確認もできます

選択的神経根ブロックは、腰や脚の症状を引きおこしていると考えられる神経根を選んで、少量の局所麻酔薬やステロイド薬を注入する方法です。

この治療はX線透視装置のある撮影室で行われ、患者さんは透視台の上にうつぶせの姿勢になります。選択した1本の神経根に針を刺すために、X線透視画像で位置を確認しながら針を進め、目的の神経根に達したら造影剤を注入して神経根の画像を確認し、薬を注入します。治療の最中は電気が走るような痛みがありますが、その痛みのある場所が、ふだんの症状のある場所と一致していれば、原因となっている神経根が特定できます。

治療後は5～10分ほどベッドに横になって安静を保ち、その後、治療効果を確認して帰宅します。

神経ブロックは痛みをとる有効な手段です

局所麻酔薬やステロイド薬を用いて、障害を受けた神経をまひさせる治療法です。激しい痛みを抑えて、症状の回復を待ちます。

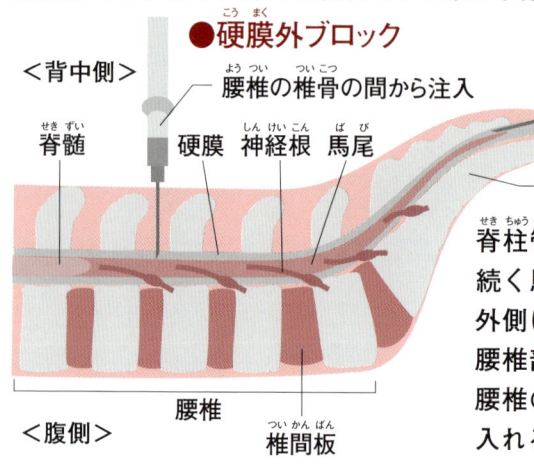

●硬膜外ブロック

＜背中側＞
腰椎の椎骨の間から注入
仙骨裂孔から注入
脊髄　硬膜　神経根　馬尾
尾骨
仙骨
腰椎
＜腹側＞
椎間板

脊柱管内で、脊髄とそこから続く馬尾を包んでいる硬膜の外側に薬を注入する治療法。腰椎部分から入れる方法と、腰椎の先にある仙骨部分から入れる方法がある。

●選択的神経根ブロック

痛みのもととなっている神経根1本を選択して薬を注入する治療法。神経根は馬尾から分かれて腰椎の外に出る神経のつけ根部分。この方法はどの神経根が障害を受けているかの確認にもなる。

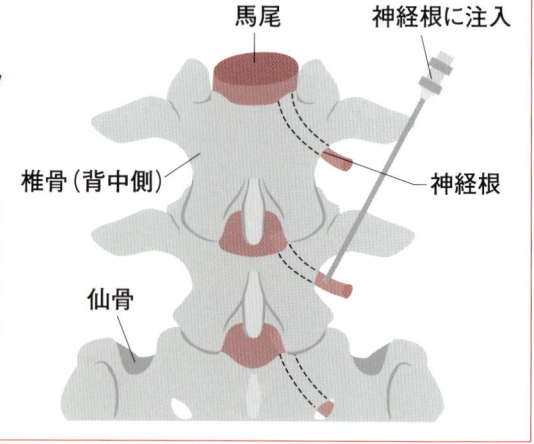

馬尾
神経根に注入
椎骨（背中側）
神経根
仙骨

腹筋や背筋を強化する運動療法がたいせつです

腰痛がある患者さんでは、体の中心を支える腹筋、背筋の強化が重要です。腹筋や背筋は、体の内側でコルセットのように姿勢を保ち、背骨に負担をかけない働きがあります。加齢によってこれらの筋力が低下すると、背骨にかかる負担が大きくなり、椎間板の変性の影響を受けやすい状態になります。運動療法は、筋力を維持して椎間板への負担を減らし、痛みの出にくい体にするために欠かせない療法といえます。

ただし、急性の痛みがあるときには、無理に運動をしてはいけません。運動療法は医師の指示にしたがって、痛みの原因に応じた運動を安全に行うことが重要です。

● 手術後はできるだけ早くリハビリテーションを始めます

手術後はできるだけ早く歩行を始め、次いで、腹筋、背筋強化の運動を開始します。術後早期に腹筋運動を始め、手術部位の痛みがおさまったら、背筋運動も加えます。あわせてハムストリングス（太ももの裏側の筋肉）が硬くならないように、ストレッチを行います。

手術後のリハビリには腹筋、背筋の強化がたいせつです

● **腹筋を鍛える体操**　手術後、早期に始めます。

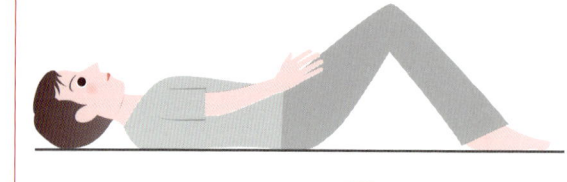

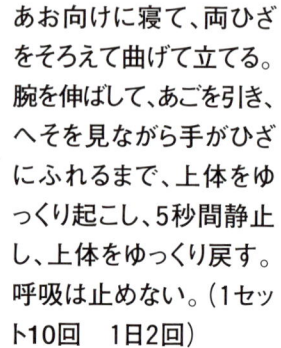

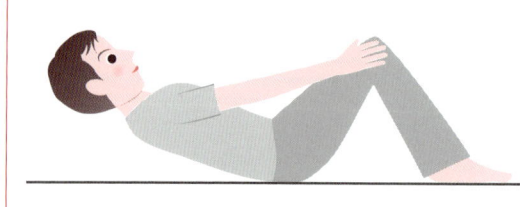

あお向けに寝て、両ひざをそろえて曲げて立てる。腕を伸ばして、あごを引き、へそを見ながら手がひざにふれるまで、上体をゆっくり起こし、5秒間静止し、上体をゆっくり戻す。呼吸は止めない。(1セット10回　1日2回)

● **背筋を鍛える体操**　手術部位の痛みがとれるころから始めます。

うつぶせに寝て、へそより下にまくらをはさむ。あごを引いてゆっくり上体を起こし、10cmほど上げたところで5秒間静止して、上体を戻す。(1セット10回　1日2回)

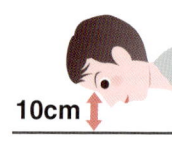

こわばった筋肉はストレッチでほぐします

●ハムストリングスのストレッチ

手術部位の痛みがとれるころから始めます。

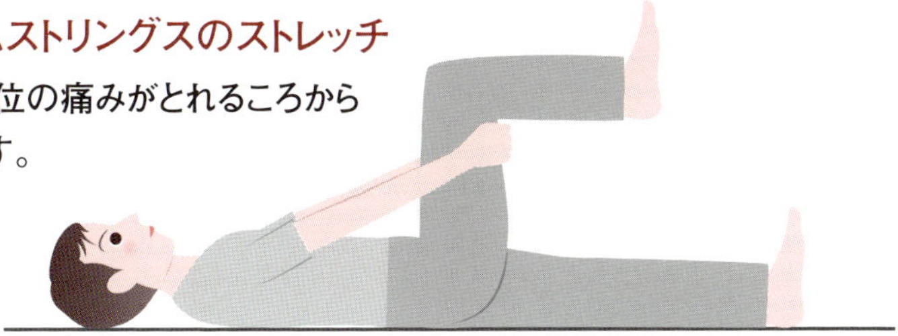

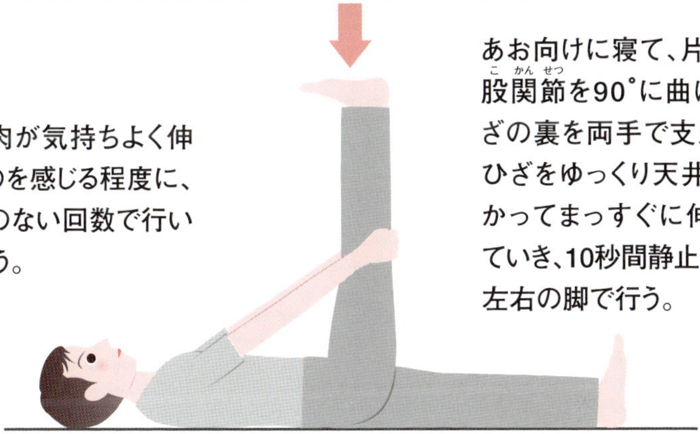

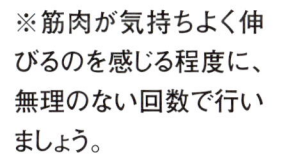

あお向けに寝て、片方の股関節を90°に曲げ、ひざの裏を両手で支える。ひざをゆっくり天井に向かってまっすぐに伸ばしていき、10秒間静止する。左右の脚で行う。

※筋肉が気持ちよく伸びるのを感じる程度に、無理のない回数で行いましょう。

●股関節のストレッチ

手術部位の痛みがとれるころから始めます。

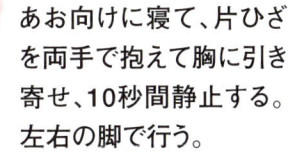

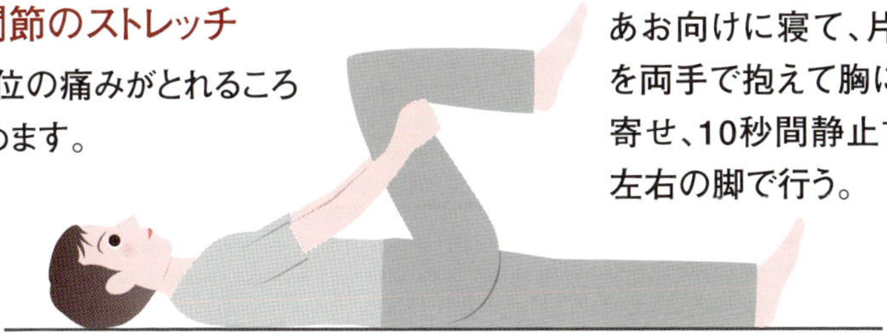

あお向けに寝て、片ひざを両手で抱えて胸に引き寄せ、10秒間静止する。左右の脚で行う。

装具療法や物理療法も症状をやわらげる保存療法です

薬物療法や神経ブロック、運動療法以外の保存療法として、コルセットを着用する装具療法や、温めたり、電気や光線を用いたりする、さまざまな物理療法を取り入れることがあります。

●装具療法の中心はコルセットの着用です

コルセットに代表される腰の装具は、傷めた部分の安静を保つ、腰椎を安定させる、姿勢の保持を助ける、腰が動きすぎるのを防ぐ、などを目的に、おもに痛みの激しい発症早期に使用されます。また、手術直後にも腰椎を保護し、弱った筋力を補助するためにコルセットを着用します。コルセットを着用すると、腹筋・背筋を支えてもらえるので、楽な姿勢をとりやすくなり、筋肉の緊張がゆるむので痛みが軽くなることが多いのです。

コルセットの長さや硬さはさまざまで、患者さんごとに、どの程度の安静や支えが必要かに応じて使い分けます。

コルセットに頼ることで筋力が低下してしまうので、漫然と着用を続けず、運動療法（55ページ参照）で腹筋や背筋を強化して、2～4カ月程度をめどに着用をやめていくようにしましょう。コルセット着用の目的や期間については、担当医や理学療法士から説明を受けるようにしてください。

●いろいろな物理療法があります

牽引、電気、温熱、光線、水など、物理的な手段を用いた治療法を物理療法といいます。治療を受けてみて痛みが軽くなったり、気持ちがよいと感じたりする患者さんも多くみられますが、症状が悪化するような場合は続けるのをやめましょう。

【牽引療法】

専用の器具を用い、腰椎を引き伸ばして筋肉や靭帯の緊張をとり、椎間関節を広げて椎間板の内圧を下げ、関節の動きをよくする目的で行われる治療法で、痛みをやわらげる効果を期待します（※3 114ページ参照）。

多くの医療機関の外来で行われている「間欠牽引」は、ベッドにあお向けに寝て軽くひざを曲げ、腰に器具をつけ、1回15分ほどの牽引を繰り返すというものです。神経根が圧迫されている場合は、痛みが軽くなることがあります。万一、痛みが増す場合は、この治療を受けるのはやめてください。

【電気療法】

皮膚に電極を貼りつけ、低周波、高周波などの電流を筋肉が軽く収縮する程度の強さで流し、痛みの軽減や、筋肉のトレーニング効果を期待します。体の深部まで温めることを目的に、超音波、超短波などを用いることもあります。体内にペースメーカーや骨折の治療などで金属が入っている人は行えません。

【温熱療法】

患部を温める治療法で、筋肉をゆるめ、血行をよくして痛みを軽くすることを目的に行います。温湿布やホットパックを痛む部分に当てたり、温浴を行うなどの方法が用いられます。

【光線療法】

温熱療法と同様に、患部を温めるために行います。赤外線、紫外線などの治療機器を用います。

【水治療法】

浴槽に入る温浴や、水流・気泡などを利用して、血流の循環を改善させ、さらに運動効果もねらって行う治療法です。

温熱療法は物理療法の一種です

楽な姿勢で横になり、症状のある腰付近にホットパックを当てて温め、血行を促して痛みを軽くする治療法です。温めたタオルや、やわらかいタイプの湯たんぽなどを利用すれば自宅でも行えます。

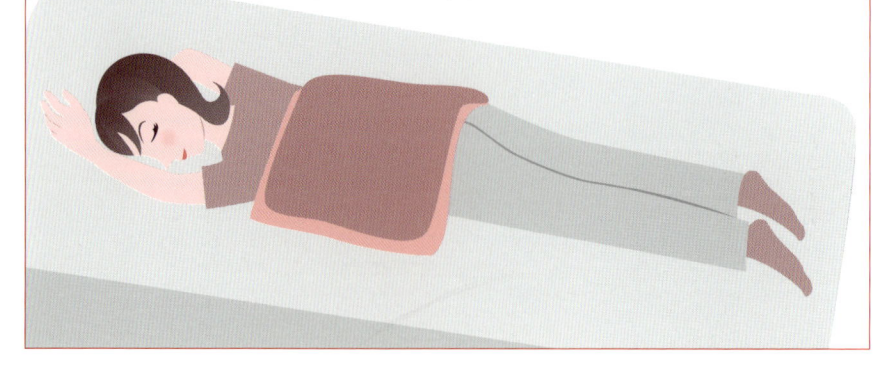

手術についてよく知っておきましょう

● 後方椎間板切除術はヘルニアを取り除く手術法です

腰椎椎間板ヘルニアでもっともよく行われる手術法は「後方椎間板切除術」です。これは背中側から切開し、飛び出した髄核などを切除する方法で、どのタイプの腰椎椎間板ヘルニアにも行うことができます。この手術を始めた医師の名前から、ラブ法と呼ばれています。

肉眼で見ながら行う直視下手術のほか、顕微鏡や内視鏡を使用した手術も行われますが、もっとも一般的なのは直視下手術です。また、患部の状態によっては、直視下手術と内視鏡下手術を組み合わせることもあります。それぞれに長所がありますが、手術後数カ月たった場合の治り方に大きな差はないといわれています（※4 114ページ参照）。

そのほか、腹側から切開する切除術が行われることもあります。

【直視下手術】

背中側の皮膚を切開し、骨の一部と黄色靭帯（おうしょくじんたい）（130ページ図参照）の一部を削り、圧迫された神経をよけて、飛び出している髄核を取り除きます。再発予防のため、飛び出している部分だけではなく、椎間板内に残っている髄核も取り除きます。

手術は全身麻酔下で行われ、30分から1時間程度かかります。手術後は2〜3日

第2章　腰椎椎間板ヘルニア　これが基本となる正しい治療です

後方椎間板切除術は神経を圧迫している髄核などを取る手術です

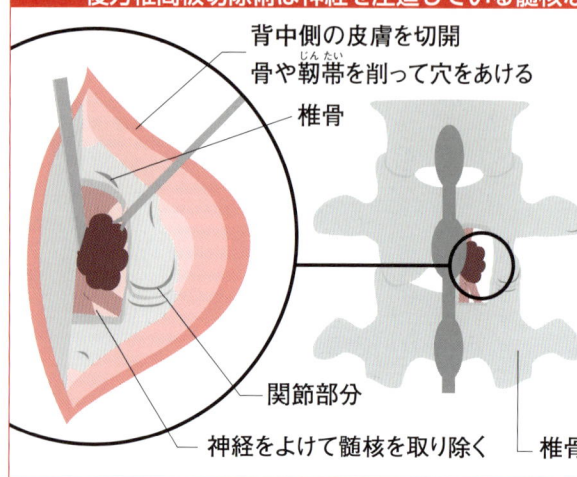

- 背中側の皮膚を切開
- 骨や靱帯を削って穴をあける
- 椎骨
- 関節部分
- 神経をよけて髄核を取り除く
- 椎骨（背中側）

背中側から骨や靱帯を一部削り、硬膜と神経根を固定して、これらをよけながら飛び出している椎間板組織を取り除きます。飛び出している部分だけでなく、椎間板内に残っている髄核も取ります。

で歩けるようになり、入院期間は1〜2週間です。

椎間板を取り除いたあと、上下の椎骨がぐらぐらしたり、ずれたりしている場合や、再発による2度目、3度目の手術の場合などは、「脊椎固定術」を同時に行うことがあります。これは、患者さん自身の骨を移植し、チタン（金属の一種）製などの脊椎内固定器具を用いて、椎骨が動かないように固定するものです。

この場合、手術時間は1〜2時間程度長くなり、歩けるようになるまで3〜4日程度かかります。入院期間は個人差が大きく、10日〜1カ月になります。

【顕微鏡下手術】

顕微鏡下手術は、直視下手術と同様に背中側を切開し、患部を顕微鏡で観察しながら行います。

顕微鏡下手術の利点は、手術を行う視

【内視鏡下手術】

後方椎間板切除術の3つの方法のうちでは、もっとも新しい手術法です。直視下手術と同様に背中側を切開し、患部を内視鏡で観察しながら行います。

内視鏡下手術の利点は、顕微鏡下手術と同様に、手術を行う視野が拡大されて微細な構造がよく見えることです。骨から筋肉をはがす量が少なくてすみ、椎間関節を傷める度合いも減少します。傷口が顕微鏡下手術よりさらに小さいといったメリットもあります。

患者さんは、手術部位の痛みが少なく、手術当日から歩くことができます。入院期間は3～4日で、早ければ翌日の退院も可能です。

後方椎間板切除術の3つの方法ではいずれも、手術後早期に歩行が可能です。それぞれ皮膚の切開や骨から筋肉をはがす量に差があるため、手術後早期の手術部位の痛みには違いがあります。しかし、手術後3カ月程度経過した場合の治療成績では直視下手術、顕微鏡下手術、内視鏡下手術に、差はみられません。

野が拡大されるため明るく鮮明で、病変部周囲の血管や神経がよく見え、止血も容易なことです。

髄核を取り除く処置は直視下手術と同様ですが、傷口が直視下手術より小さいので、手術部位の痛みぐあいがやや楽になります。手術時間は1時間程度、入院期間は3～4日で、早ければ翌日の退院も可能です。

なお「脊椎内視鏡下手術・技術認定医」(151ページ参照)の人数は全国的にまだ少なく、手術を受けられる医療機関が少ないのが現状です。

【前方から行う切除術】

腹側から切開して、椎間板の前方から髄核を取り除く手術法で、脊柱管内に飛び出した髄核も摘出します。病変のある椎間板の髄核をきれいに取り除き、そこに患者さんの体から取った骨を移植して椎間を軟骨終板まで固定する方法と、摘出だけ行って固定しない方法があります。

後方椎間板切除術でときにみられる、神経根を引っ張ることによる損傷や、神経根の周囲との癒着などがおこりにくいという特長がある一方、腰部脊柱管狭窄症を伴う症例や、遊離脱出型(19ページ参照)のものは取り除くのがむずかしいなどの制約があります。

全身麻酔下で行い、手術時間は1時間半程度です。

開腹して直視下で行う従来の方法に加え、内視鏡下による手術も行われています。

●経皮的椎間板摘出術は椎間板の内圧を下げる治療法です

皮膚を切開しない手術として、「経皮的椎間板摘出術」「レーザー椎間板蒸散法」があります。

経皮的椎間板摘出術は、背中側から椎間板に直径3〜4㎜程度の管を入れ、そこに手術器具を挿入して、ヘルニアをおこしている椎間板から髄核の一部を抜き取る

手術です。髄核の量を減らすことで椎間板内の圧力を下げ、神経への圧迫を減らして症状を改善させるのが目的です。手術の対象は膨隆型と脱出型の腰椎椎間板ヘルニア（19ページ参照）に限られ、髄核が後縦靭帯を破って脊柱管内にまで飛び出している場合はこの手術は行えません。

また、ヘルニアそのものを取り除くわけではなく、椎間板内の圧力を下げる間接的な治療法なので、痛みのとれにくい症例もあります。

手術は局所麻酔下で行われ、手術時間は30分〜1時間程度、傷も小さいので入院期間は1〜3日間程度です。

● **レーザー椎間板蒸散法の効果は不確実な場合があります**

レーザー椎間板蒸散法は、経皮的椎間板摘出術の考え方を応用し、レーザーファイバーをヘルニアのある椎間板に挿入

経皮的椎間板摘出術

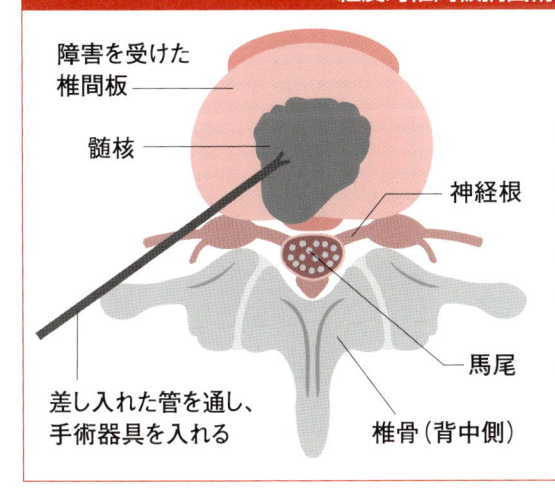

- 障害を受けた椎間板
- 髄核
- 差し入れた管を通し、手術器具を入れる
- 神経根
- 馬尾
- 椎骨（背中側）

経皮的椎間板摘出術は髄核を抜き取って椎間板内の圧力を下げる手術です。背中から皮膚を通して細い管をヘルニアをおこしている椎間板まで入れます。その管を通して手術器具を挿入し、髄核の一部を抜き取ります。

して、レーザー照射の熱で髄核にふくまれる水分量を減らし、椎間板の内圧を下げる方法です。
この方法は、ほかの手術法と比較した報告がまったくないのですが、経皮的椎間板摘出術と同じように間接的な治療法なので、痛みのとれ方は不確実であると考えられています。また、健康保険の適用が受けられません。

第3章

腰部脊柱管狭窄症

診断はこのように行われます

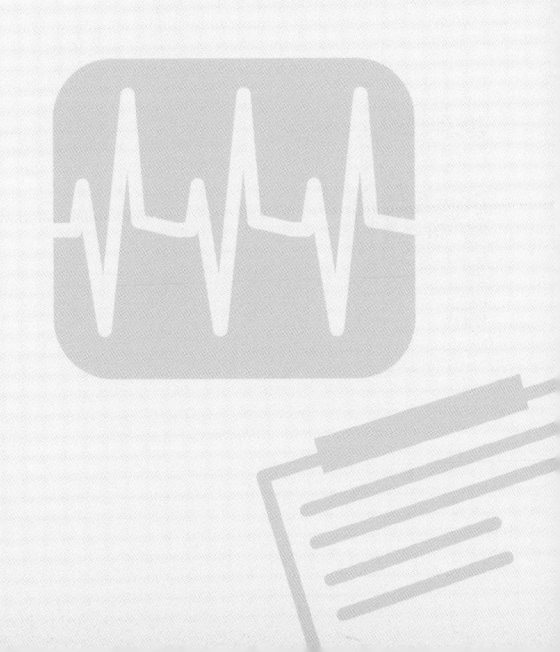

腰部脊柱管狭窄症はこんな病気です

◎腰部脊柱管狭窄症とは

背骨(脊柱)は、椎骨という骨が積み重なって形成されています。椎骨の腹側の円柱形をした部分(椎体)と、背中側の複雑な形をした部分(椎弓)の間は中空になっています。椎骨がいくつも積み重なっていくと、中空の部分がつながってトンネル状の管となります。この管が脊柱管と呼ばれる部分で、神経の通り道となっています(69ページ図参照)。

腰部脊柱管狭窄症は、背骨の腰の部分にあたる腰椎部の脊柱管が狭くなり、内部の神経が圧迫されることで神経にうっ血、炎症などがおこり、脚の痛みやしびれなどの症状が現れる病気です。

脚の痛みやしびれを訴えて医療機関を訪れる中高年の患者さんは、坐骨神経痛をおこしていることが多く、その原因の多くがこの病気です。坐骨神経は腰部からお尻、もものうしろを通って足先まで伸びている神経で(148ページ参照)、腰椎の下部から出ている複数の神経根とつながっています。したがって、腰部脊柱管狭窄症によって腰椎部の脊柱管が狭くなり、複数の神経根のどれか1本でも圧迫されると、坐骨神経痛がおこります。

腰部の脊柱管の直径や形状は人によって違いがあり、生まれつき脊柱管が狭いことが深く関係している場合もあります。しかし、多

第3章 腰部脊柱管狭窄症 診断はこのように行われます

椎骨が積み重なって脊柱管を形成します

背骨は椎骨が積み重なってできています。椎骨の中央部の中空部分がつながったのが脊柱管です。この脊柱管のなかを神経が通っています。

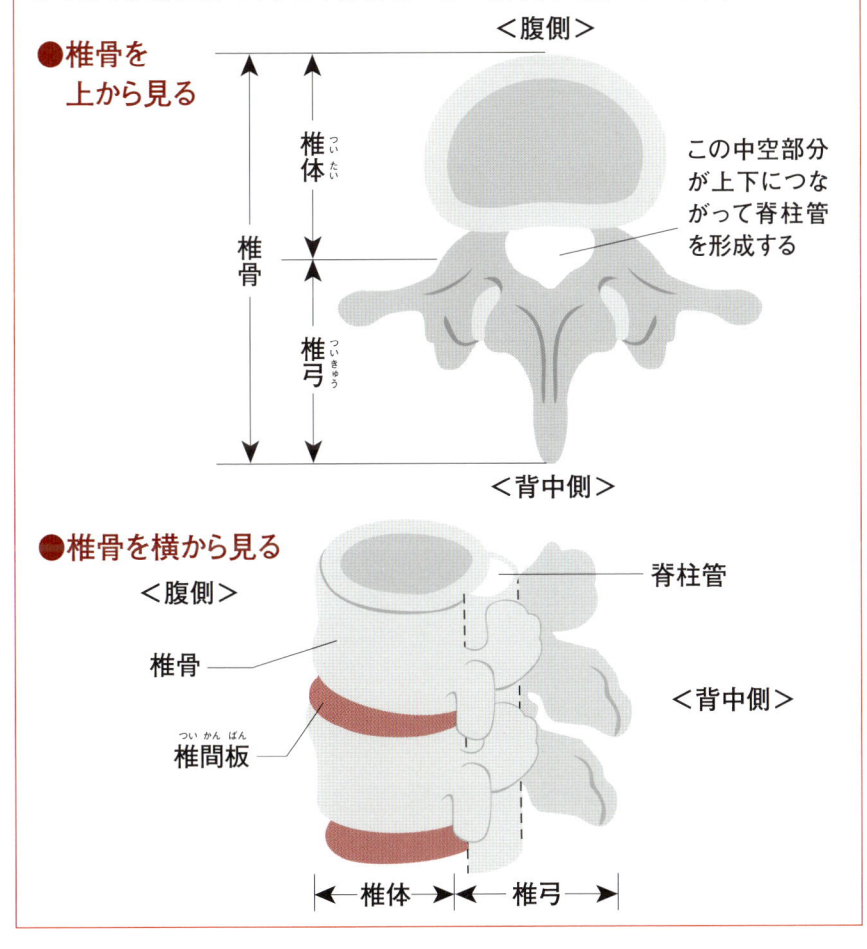

●椎骨を上から見る

＜腹側＞
椎体
椎骨
椎弓
＜背中側＞

この中空部分が上下につながって脊柱管を形成する

●椎骨を横から見る

＜腹側＞
椎骨
椎間板
脊柱管
＜背中側＞
←椎体→←椎弓→

腰部脊柱管狭窄症の特徴的な症状は「間欠跛行」です

「間欠跛行」とは、歩いていると脚の痛みやしびれで歩けなくなり、しばらく休むとまた歩けるようになる症状です。

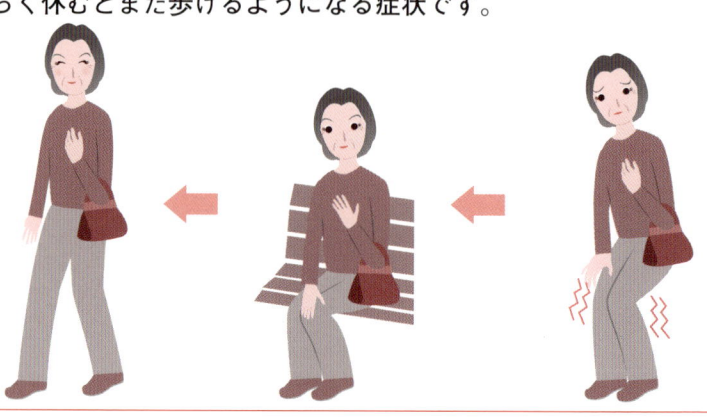

多くの場合は、職業や生活で生じる背骨への負担や、とくに加齢による背骨や椎間板の変性が発症に大きくかかわっています。

◎休み休みでないと歩けない「間欠跛行」が特徴です

腰部脊柱管狭窄症のもっとも特徴的な症状は、「間欠跛行」といわれるものです。これは、歩いていると腰から脚にかけて痛みやしびれがおこったり、ふくらはぎに張りが生じたりして歩けなくなり、前かがみになって少し休むと回復して再び歩けるようになる症状をいいます。脊柱管狭窄症の悪化に伴って、続けて歩ける距離がしだいに短くなり、50ｍ程度歩くとつらくなってどこかに一度腰かけて休まないではいられないという状態になる場合もあります。

腰部脊柱管狭窄症の間欠跛行は神経の

第3章 腰部脊柱管狭窄症 診断はこのように行われます

障害によるもので、姿勢が症状に影響を与えます（142ページ図参照）。こうした神経性の間欠跛行以外に、血管性の間欠跛行もあります。動脈硬化によって脚の血流が悪くなる閉塞性動脈硬化症によるものが代表的で、この場合は姿勢と関係なく、立ったまま休んでも症状は回復します。間欠跛行の原因の鑑別を行うことが重要です。

◎進行すると、脚の筋力低下や、排尿・排便の障害などがおこります

腰部脊柱管狭窄症は徐々に症状が現れ、多くはゆっくりと進行していきます。痛みやしびれは、歩いているときだけでなく、立っているだけでも強くなります。腰を反らせた姿勢を続けると症状が強く出て、前かがみになる、いすに腰かける、横向きになって体を丸めて寝るなどで症状がおさまり、痛みがやわらぎます。これは、背中をうしろに反らせると脊柱管がさらに狭くなって神経への圧迫が強まり、腰を丸くすると脊柱管が広がって圧迫がゆるむためです。

歩くのはたいへんでも、自転車をこぐのは大丈夫というのも、この病気の特徴です。

さらに進行すると、脚の感覚が鈍くなる感覚障害や、脚の筋力が低下する運動ひがみられるようになります。足首から先に力が入らずつまずきやすくなる、スリッパが脱げてしまうなどの症状が現れてきたら、神経の障害がかなり進んでいると考えられます。階段や敷居のような小さな段差にもつまずきやすくなり、くくなってきます。

膀胱や直腸の機能や感覚にかかわる神経に障害がおこり、排尿や排便のコントロールがうまくできなくなったり、肛門・会陰部周囲にしびれや灼熱感が出たりする

進行すると足首から先が持ち上がらないという症状が現れます

病気が進行して神経へのダメージが大きくなると、足先の筋肉に力が入らなくなり、つま先を持ち上げられなくなって足首から先がだらりと下がってしまう症状が出てきます。この症状はドロップフット（下垂足）と呼ばれます。

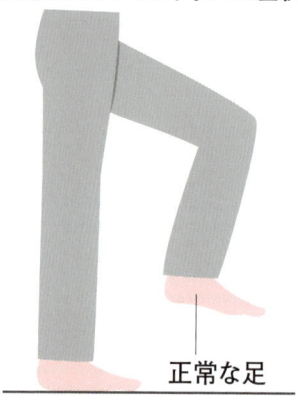

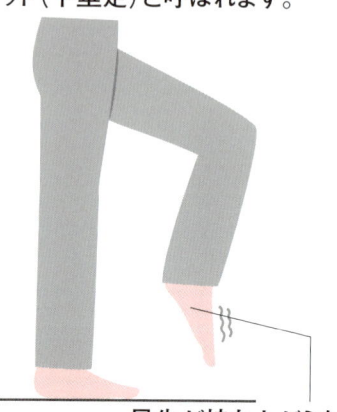

正常な足

足先が持ち上がらない

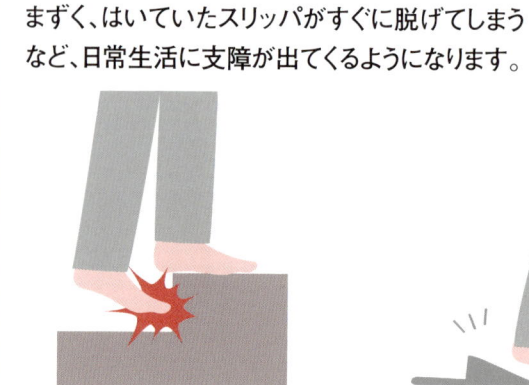

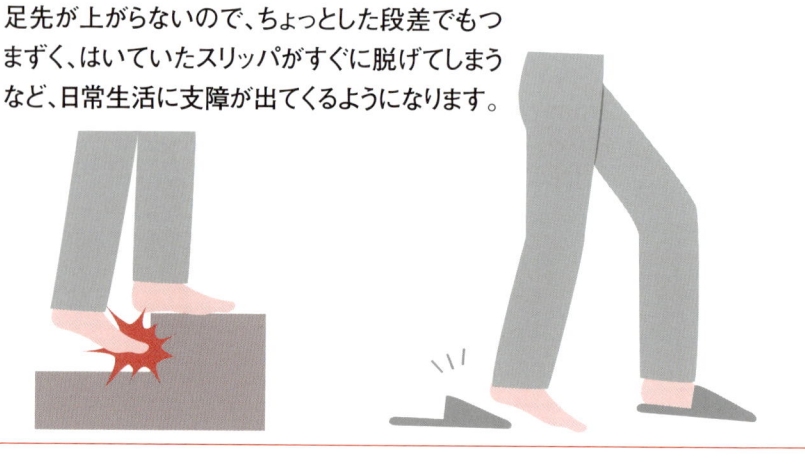

足先が上がらないので、ちょっとした段差でもつまずく、はいていたスリッパがすぐに脱げてしまうなど、日常生活に支障が出てくるようになります。

第3章 腰部脊柱管狭窄症 診断はこのように行われます

◎圧迫されている神経の違いで3つのタイプに分けられます

脊柱管の腰椎から先の部分には「馬尾」と呼ばれる神経の束が通っています（132ページ参照）。馬尾の神経は1本ずつ分かれて、椎骨と椎骨のすきまから左右に出ていき、お尻から脚へと伸びていって、その神経が通っている領域の感覚や運動を支配しています。椎骨から外に出ていく1本1本の神経の根元の部分を「神経根」といいます（132ページ参照）。

腰部脊柱管狭窄症は、どの神経が圧迫されるかによって、次の3つに分けられます。

痛みやしびれなどの症状は、それぞれの神経が担当している領域に出るので、障害を受けた神経によって現れる場所が異なります。

● 神経根型

神経根が圧迫されるタイプです。多くは左右どちらか片方が圧迫され、片方の脚に痛みやしびれが出ますが、両側が圧迫されるケースもあります。

● 馬尾型

神経の束である馬尾が圧迫されるタイプです。多数の神経が影響を受けるので、神経根型よりもさまざまな症状が出やすく、出る範囲も広くなります。両脚に症状

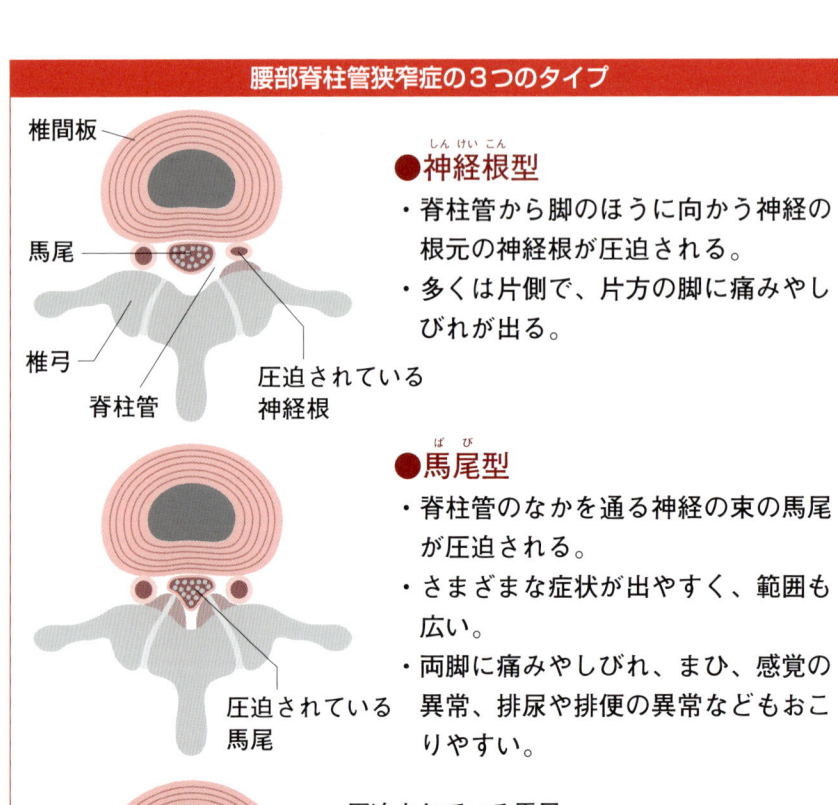

腰部脊柱管狭窄症の3つのタイプ

椎間板
馬尾
椎弓
脊柱管
圧迫されている神経根

●神経根型
- 脊柱管から脚のほうに向かう神経の根元の神経根が圧迫される。
- 多くは片側で、片方の脚に痛みやしびれが出る。

圧迫されている馬尾

●馬尾型
- 脊柱管のなかを通る神経の束の馬尾が圧迫される。
- さまざまな症状が出やすく、範囲も広い。
- 両脚に痛みやしびれ、まひ、感覚の異常、排尿や排便の異常などもおこりやすい。

圧迫されている馬尾
圧迫されている神経根

●混合型
- 神経根と馬尾の両方が圧迫される。
- 神経根の圧迫は、片側の場合も、両側の場合もある。
- 馬尾型と神経根型の両方の症状が出る。

が出て、痛みやしびれ以外に、脚の筋力低下や、感覚の異常、膀胱直腸障害も出やすくなります。

● 混合型
神経根と馬尾の両方が圧迫されるタイプです。神経根型と馬尾型の両方の症状が現れます。

◎ 整形外科で正しい診断を受けましょう

腰部脊柱管狭窄症の初期の症状は間欠跛行が主体で、安静時には症状が軽いため、すぐに医療機関を受診しない人が多くみられます。とくに腰部脊柱管狭窄症は高齢者に多いため、年のせいとあきらめてしまいがちです。

腰部脊柱管狭窄症が進行してくると、痛みやしびれ以外に、脚の筋力低下や感覚障害、膀胱直腸障害などが現れ、手術を受けても元に戻りにくくなります。そうなる前に、症状が間欠跛行だけの初期の段階で、整形外科を受診することがたいせつです。間欠跛行による受診の目安は10〜15分歩くと脚の痛みやしびれで歩けなくなるくらいの症状です。

診断には問診や視診、触診がたいせつです

腰部脊柱管狭窄症のMRI画像

変形した骨や椎間板による圧迫で脊柱管が狭くなっています

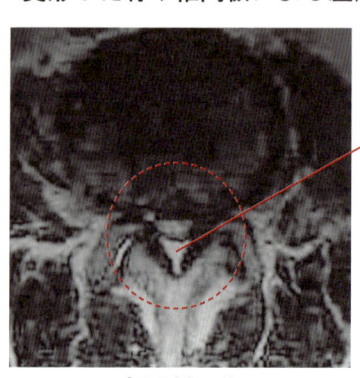

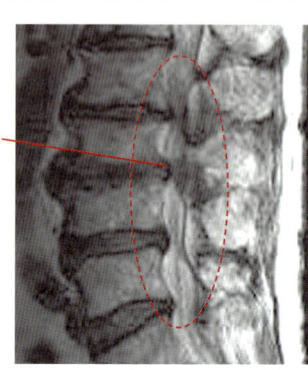

狭くなった脊柱管

水平断面像　　　　側面像

　診察では、問診、視診、神経根の異常を確認するために、痛みを誘発させる下肢伸展挙上テスト（SLRテスト）と大腿神経伸展テスト（FNSテスト）、触診を行い、次に神経の状態を調べるために、筋力や感覚、腱反射の検査をします。

　続いて、X線検査で椎骨や、椎間関節、脊柱の状態などをみます。

　MRI（磁気共鳴画像）検査は腰部脊柱管狭窄症の診断に重要な検査で、X線には写らない神経や椎間板の鮮明な画像が得られ、脊柱管の狭窄の状態が確認できます。

　そのほか、必要に応じて、造影検査、CT（コンピュータ断層撮影）などの画像検査を追加することがあります。症状の似た、ほかの病気との鑑別も重要で、血液検査も欠かせません。

第3章 腰部脊柱管狭窄症 診断はこのように行われます

こうしたさまざまな検査から総合的に判断して、腰部脊柱管狭窄症の診断を確定します。

診察や検査の内容は、腰椎椎間板ヘルニアと同じなので、詳細は22〜29ページの診察、検査を参照してください。

◎診断が確定したら治療方針を決めます

腰部脊柱管狭窄症の診断が確定したら、その病状に応じた治療を行っていきます。

治療は保存療法が基本となります。

保存療法とは、手術以外の治療のことで、薬物療法、神経ブロック、装具療法、運動療法、物理療法に分けられます。

ただし、膀胱直腸障害がある、神経のまひによる脚の筋力低下がみられる、保存療法では十分な効果が得られない、日常生活に支障があり患者さんが手術を希望している、などの場合には手術が検討されます。

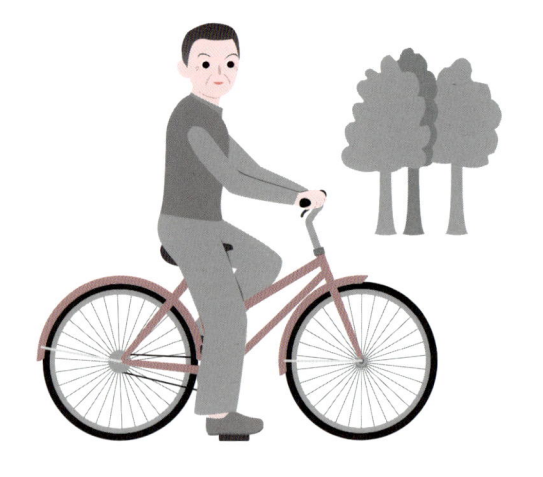

第4章

腰部脊柱管狭窄症

これが基本となる正しい治療です

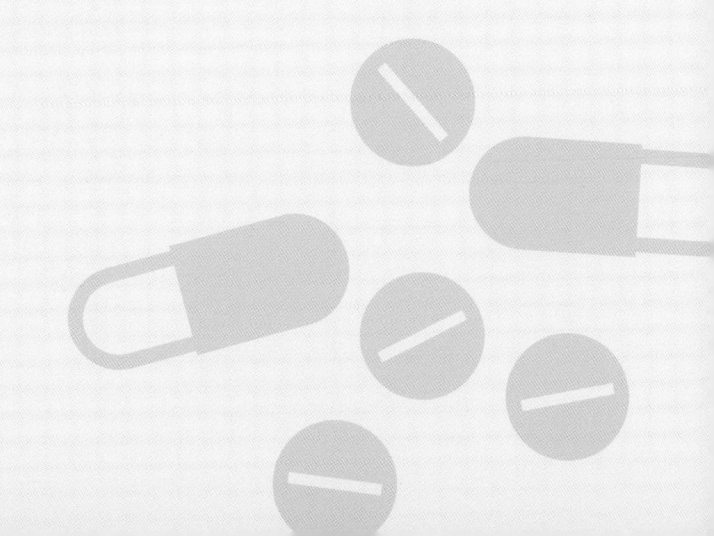

保存療法の治療計画

ステップ1 ……診察・検査・診断

0〜1週間

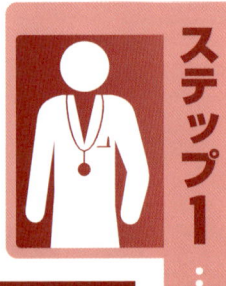

◎問診、視診、触診、下肢伸展挙上テスト（*）、大腿神経伸展テスト（*）、神経学的検査（*）などを行います。

◎脚の筋力低下、足首から先の脱力状態がないか確認します。

◎腰をうしろに反らせた姿勢で脚に症状が出るかどうかをみます。

◎閉塞性動脈硬化症との鑑別のため、足の甲の足背動脈（*）にふれて脈をみます。

◎X線検査、MRI検査を行います。

◎必要に応じて、造影検査（*）、血液検査、生化学検査（*）、尿検査、骨密度検査、電気生理学的検査（*）などを行います。

◎診察と検査の結果、腰部脊柱管狭窄症かどうか診断を確定します。

＊下肢伸展挙上テスト
あお向けに寝た患者さんの伸ばした脚を持ち上げ、特定の場所に痛みが出るかを確認します。

＊大腿神経伸展テスト
うつぶせに寝た患者さんのひざを曲げさせて足首を支え、ももを持ち上げて、特定の場所に痛みが出るかを確認します。

＊神経学的検査
筋力、感覚、腱反射をみて、神経の障害の状態を調べます。

＊足背動脈
足の甲を通っている動脈です。指を当てて脈が感じられない場合は、閉塞性動脈硬化症などで血

80

ステップ2 ……受診初期の保存療法

〜3カ月

◎薬物療法では、非ステロイド性消炎鎮痛薬、プロスタグランジンE1誘導体製剤（*）、ビタミンB₁₂を用います。
◎ほかに、筋弛緩薬（*）、血小板凝集抑制薬（*）を使用することがあります。
◎抗不安薬（*）や漢方薬を用いることがあります。
◎薬物療法で効果がみられない場合は、神経ブロック（*）を行います。
◎コルセット着用による装具療法を行います。
◎種々の物理療法（*）で症状の軽減を図ります。
◎日常生活での姿勢や動作についての指導をします。
◎症状がおさまってきたら運動療法を行います。

行が悪化している可能性があります。

＊造影検査
目的の部位に造影剤を入れてX線撮影をし、患部のくわしい情報を得る画像検査です。

＊生化学検査
血液の血清中の成分を化学的に分析し、病気を調べる検査です。

＊電気生理学的検査
脚の筋肉や末梢神経に刺激を与え、筋肉や神経の異常を調べる検査です。

＊プロスタグランジンE1誘導体製剤
末梢血管を広げて血流をよくする薬で、間欠跛行などの症状の改善に有効とされます。

ステップ3 ……保存療法の継続

3カ月～1年

- ◎症状に応じて薬物療法を続けます。
- ◎神経ブロックを適宜行います。
- ◎症状がおさまっていれば運動療法を行います。
- ◎保存療法で症状がおさまらず、患者さんが希望する場合は、手術を検討します。

ステップ4 ……経過観察

1年～

- ◎定期的に受診して、経過を観察します。
- ◎症状に応じて、保存療法を継続します。

---

* **筋弛緩薬**
筋肉の緊張をゆるめて、痛みを軽くする薬です。

* **血小板凝集抑制薬**
血液の流れを促進させて、症状を改善させる薬です。

* **抗不安薬**
痛みへの不安をやわらげ、筋肉の緊張をゆるめる効果があります。

* **神経ブロック**
痛みのおこっている神経に局所麻酔薬やステロイド薬を注入して痛みを抑える治療法です。

* **物理療法**
電気、熱、水などの物理的なエネルギーを用いて血液循環を改善し、痛みを軽くする治療法です。

第4章 腰部脊柱管狭窄症 これが基本となる正しい治療です

保存療法はこのように進められます

ステップ1 問診、視診、触診、神経学的検査、画像検査などで診断を確定します

腰部脊柱管狭窄症の確定診断を速やかに行うために、問診は非常にたいせつです。問診ではまず、この病気の特徴である神経性の間欠跛行（かんけつはこう）（70ページ参照）の程度を聞き、ろいろな検査を行っていきます。そのため、診察では正確な診断が必要で、問診をはじめ、いろいろな検査を行っていきます。たとえば、手術が必要な症状の1つである排尿障害があっても、患者さん本人が意識していない場合もあり、ていねいな問診によって、さまざまな症状の有無を確認していくことが重要となります。

早急に手術の必要がないと診断された患者さんの治療は、保存療法となり、非ステロイド性消炎鎮痛薬、プロスタグランジンE1誘導体製剤、神経ブロックなどを併用して、症状の改善を図ります。

さらに、神経への圧迫をゆるめるための体操、腹筋、背筋の強化、脚の筋肉のストレッチ、各種の物理療法を組み合わせて、症状をできるだけ改善させ、再発予防も行っていきます。

83

姿勢による痛みの出方をみます

姿勢を変えたり、歩いたりしたときに、痛みが出るかどうかを調べます。間欠跛行（かんけつはこう）が初期症状ですが、進行してくると腰を反らせるだけで痛みやしびれが出ることも少なくありません。

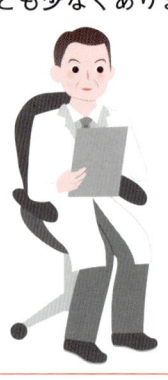

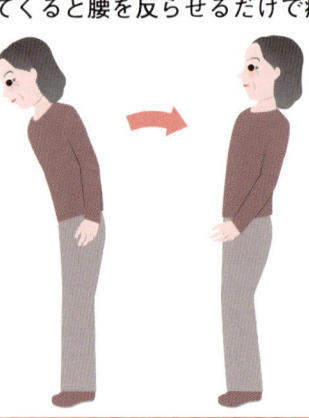

　脚の痛みやしびれがある場所を確認します。腰部脊柱管狭窄症の場合、やや前かがみの姿勢であれば、一定の動作を続けても、脚の痛みやしびれなどの症状が現れにくくなります。一方、やはり間欠跛行を特徴とする閉塞性動脈硬化症では、姿勢と症状には関連がなく、前かがみの姿勢であっても症状は現れます。その点が、神経性の間欠跛行と血管性の間欠跛行の違いであり、問診のポイントとなります。

　さらに視診、触診、神経学的検査などで腰部脊柱管狭窄症が疑われるときには、X線検査、MRI検査の画像検査を行います。

　そのほか、ほかの病気との鑑別を行うために必要と判断されれば、血液検査、尿検査、骨密度検査などを行います。

　手術が必要な場合には、入院して造影検査を行うこともあります。

ステップ2 まず、薬物療法や神経ブロックなどで、痛みの改善に努めます

痛みに対する薬物療法では、おもに非ステロイド性消炎鎮痛薬の内服薬を使用します。この薬は長期に用いた場合、胃腸障害や肝機能障害、腎機能障害などの副作用が現れることがあるので、症状の軽いときには服用を休むなどの配慮をします。

間欠跛行に対しては、末梢血管を広げて血流を促すプロスタグランジンE1誘導体製剤が用いられ、軽度から中等度までの間欠跛行に有効とされています。

傷んだ神経を修復する目的でビタミンB_{12}を服用します。

そのほかに、筋肉の緊張をやわらげて血行を促し、痛みを軽くする筋弛緩薬、血流を促す血小板凝集抑制薬、患者さんの状態によっては不安解消や筋肉の緊張をほぐす効果を期待して抗不安薬、痛みへの効果がみられないときは選択的神経根ブロックを用いることもあります。

薬物療法で効果がみられない場合は、神経ブロックの1つである硬膜外ブロックをまず行い、効果がみられないときは選択的神経根ブロックを行います。

腰椎が曲がっていたり、椎体どうしがずれていたりすると、椎骨に棘のような形に増殖した骨棘（140ページ参照）が神経に当たりやすくなります。そのための痛みがある場合には、腰椎を支え、形を補正して、症状を改善するのを目的に、ハードタイプのコルセット着用による装具療法（105ページ参照）をすることがあります。

さらに、牽引療法、電気療法、温熱療法、光線療法、水治療法などの物理療法のいくつかを適宜併用し、症状の軽減を図ります。

日常生活では、痛くない方向に体を曲げる体操（102ページ参照）を重ねて、痛みやし

第4章 腰部脊柱管狭窄症 これが基本となる正しい治療です

びれの出る姿勢や動作を避ける指導をします。症状がおさまってきたら、腹筋・背筋を強化する体操、ハムストリングスのストレッチ、エアロバイクなどの運動療法をします。

こうした治療により、神経根型（73ページ参照）の患者さんでは3カ月程度で症状の改善が期待できますが、馬尾型の場合は症状が改善しない例がほとんどです。

ステップ3　保存療法を継続します

症状の改善がみられる場合は、保存療法を継続します。効果の程度や副作用に応じて、別の種類の非ステロイド性消炎鎮痛薬を用いることもあります。比較的症状の軽い患者さんに、漢方薬の牛車腎気丸、八味地黄丸を使用すると、改善がみられることがあります。

痛みが続く場合は適宜、硬膜外ブロックを行い、効果がなかった場合は、選択的神経根ブロックを行います。選択的神経根ブロックは、痛みの原因となっている神経根に集中的に薬を注入できるので、効果が期待できます。

保存療法では症状が改善せず、患者さんが希望する場合には、手術を検討します。

ステップ4　経過観察

定期的に受診して、保存療法を継続し、経過を観察します。

第4章 腰部脊柱管狭窄症 これが基本となる正しい治療です

腰部脊柱管狭窄症の保存療法はこのように進められます

治療の基本は保存療法で、痛みがとれにくいときは、さまざまな治療法を組み合わせ、症状が軽くなるように治療していきます。

薬物療法
非ステロイド性消炎鎮痛薬、プロスタグランジンE1誘導体製剤、ビタミンB₁₂など 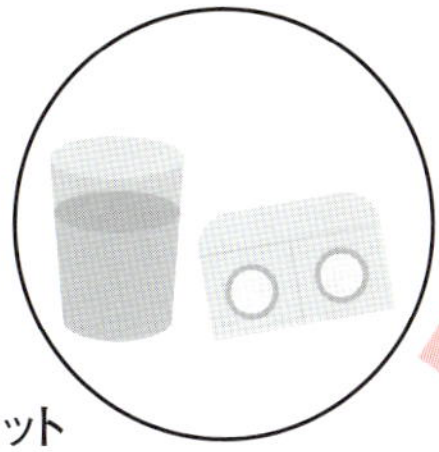

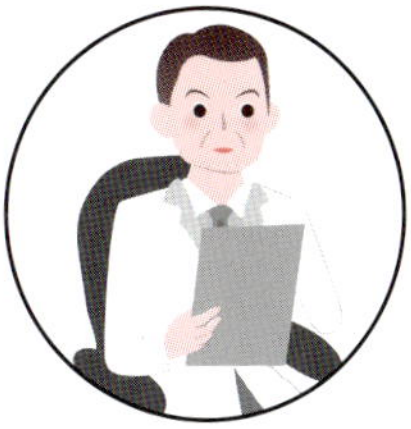

診断

神経ブロック 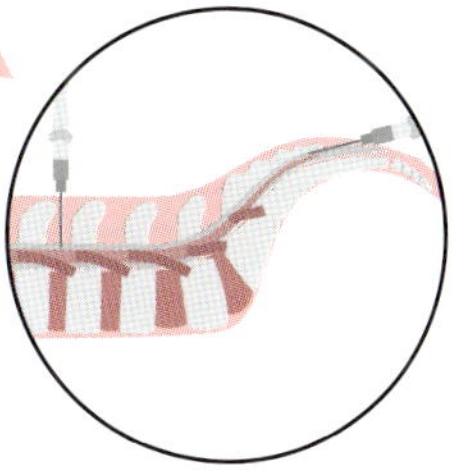
局所麻酔薬、ステロイド薬を痛みのおこっている神経に注入

装具療法 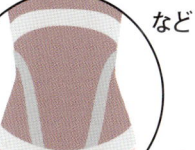
コルセットなど

物理療法 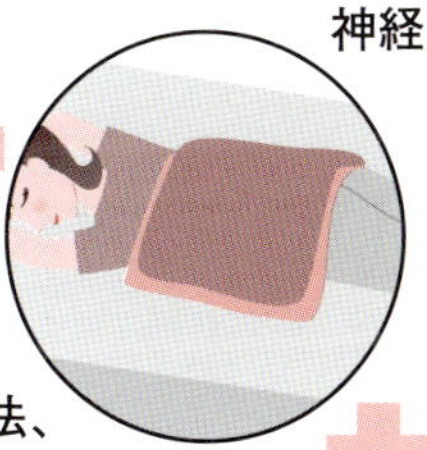
牽引療法、電気療法、温熱療法、光線療法、水治療法など

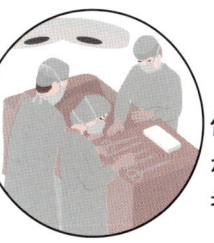

運動療法 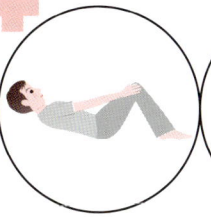 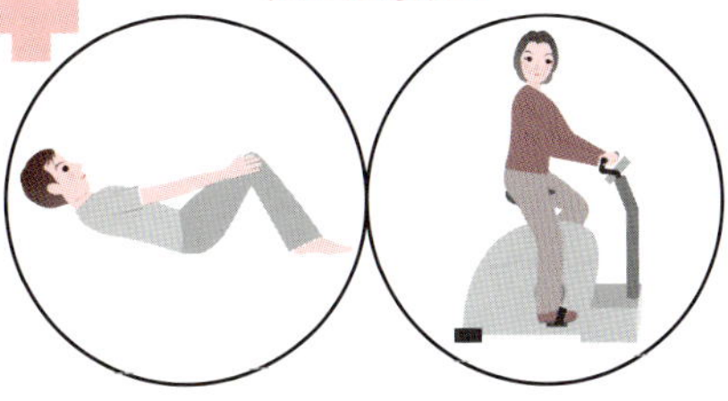
腹筋・背筋強化の体操、ストレッチ、エアロバイクなど

保存療法で効果がなければ手術を考慮

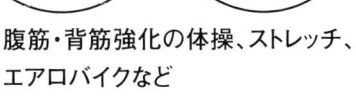

手術療法の治療計画

ステップ1 ……問診・検査・診断・緊急手術の検討

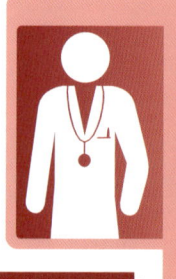

受診日

◎問診や検査を行い、診断を確定します。
◎膀胱直腸障害（＊）、強い脚のしびれや筋力の低下などがある場合は、早急に手術の検討に入ります（ステップ3へ）。

ステップ2 ……経過観察・手術の検討

〜3カ月

◎痛みの出にくい姿勢の指導、生活上の注意をします。
◎保存療法を行い、3カ月程度経過しても効果がみられない場合は、手術を検討します。

＊**膀胱直腸障害**
排尿や排便がうまくコントロールできなくなるなどの機能障害や、肛門や会陰部周囲にしびれや灼熱感があるなどの感覚障害が現れます。

ステップ3……手術法の選択・入院・手術前の準備

入院〜手術

◎手術法には、開窓術（*）、椎弓切除術（*）があります。
◎十分な説明を行ったうえで、手術法を検討して選択します。
◎各種検査を行って全身の状態をチェックしたのち、入院します。
◎造影検査（*）で神経の状態などをくわしく調べます。

ステップ4……手術の実施

手術当日

◎開窓術、椎弓切除術のいずれかで、神経を圧迫している部分を削ります。
◎椎骨どうしが不安定な場合は、脊椎固定術（*）をあわせて行います。
◎手術部位の傷の痛みに鎮痛薬を用います。傷口からの感染予防のために抗菌薬を点滴投与します。
◎ベッド上で安静を保ちます。

---

* 開窓術
神経を圧迫している部分のみ、椎弓、椎間関節や靱帯を取り除く手術です。

* 椎弓切除術
脊柱管後方の椎弓、椎間関節、靱帯などを取り除いて脊柱管を広げ、神経への圧迫を取り除く手術です。

* 造影検査
目的の部位に造影剤を入れてX線撮影をし、患部のくわしい情報を得る画像検査です。

* 脊椎固定術
椎骨どうしがぐらぐらしたり、ずれていたりする場合などに、上下の椎骨をくっつけて固定する手術です。

ステップ5 ……ベッドでのリハビリテーション

手術翌日～2日目

- 手術部位の痛みがあれば、鎮痛薬を用います。
- ベッドでのリハビリテーションを開始します。
- コルセットをつけます。

ステップ6 ……リハビリテーション・退院

手術3日目～退院

- 歩行器を利用して歩く練習を始めます。
- 痛みがおさまってきたらリハビリテーションを行い、筋力の低下を防ぎます。
- 安定して歩けるようになったら、歩行器の使用をやめ自立歩行を始めます。
- 手術1週間後にCT検査をして神経を圧迫していた脊柱管が広がっているか確認します。
- 腰に負担をかけないよう、生活上の注意点を指導します。
- 10日～3週間で退院します。

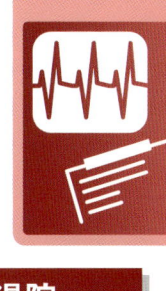

ステップ7 ……経過観察

退院～

- ◎自宅でリハビリテーションを継続します。
- ◎入浴時と就寝時を除き、コルセットを着用することがあります。
- ◎手術の3～6カ月後にMRI検査を行って神経の状態を確認します。
- ◎半年に1度、X線検査を行い、脊柱管の状態を確認します。
- ◎脊椎固定術をした患者さんでは、1年以上たってから、脊椎内固定器具を取る手術を行うことがあります。

手術療法はこのように進められます

手術は狭くなった脊柱管を広げ、神経への圧迫を取り除く目的で行われます。
腰部脊柱管狭窄症で手術が必要なのは、次のような場合です。

・最初に診察をした時点で、すでに膀胱直腸障害がある、神経のまひによって著しく脚の筋力が低下しているなどの重症例。
・脚の感覚障害、筋力の低下などで、生活の質（QOL）が非常に落ちている場合。
・安静にしていても痛みやしびれがあったり、高度の間欠跛行があったりする場合。
・保存療法の効果がみられず、本人や家族が手術を望んでいる場合。

このようなケースでは、患者さんに十分な説明をして、手術に臨みます。
手術をして神経への圧迫を取り除くと、かなりの割合で痛みはなくなります。しかし、神経が長期間圧迫を受けていた場合には、完全には元に戻らないことがあり、しびれや重だるさなどの症状が残ります。膀胱直腸障害や、足首から先が持ち上がらないというような筋力が非常に低下してしまった場合にも、症状が残ることがあります。
手術後の改善の程度は患者さんの状態によって異なりますので、担当医からよく説明を受けることがたいせつです。

第4章 腰部脊柱管狭窄症 これが基本となる正しい治療です

ステップ1 問診や検査で診断を確定し、重大な神経の障害がある場合は手術を考慮します

初診時には保存療法の治療計画（80ページステップ1参照）と同様に、問診、視診、下肢伸展挙上テスト、大腿神経伸展テスト、触診、さらに、X線検査、MRI検査、その他必要な検査を行い、腰部脊柱管狭窄症かどうかを診断します。
排尿や排便がうまくできない膀胱直腸障害や、著しい筋力低下などが出ている場合は、障害が残らないように早急に手術の検討に入ります。

ステップ2 保存療法を続けても症状の改善がみられない場合は、手術を検討します

早急に手術をする必要がない場合には、保存療法の治療計画（81ページステップ2参照）にしたがい、安静、薬物療法、神経ブロック、物理療法などを行って、経過をみていきます。痛みの出にくい姿勢を日常生活に取り入れることで神経の圧迫を緩和し、痛みを軽減させます。
3カ月ほど治療を続けても効果が現れず、痛みやしびれ、間欠跛行が改善されなかったり、さらに悪化したりして、生活に大きく支障をきたすような場合は、手術を検討することになります。

ステップ3 手術法を選択し、入院します

ステップ4　手術当日はベッド上で安静を保ちます

患者さんの状況を総合的に検討し、最適な手術法を選択します。

開窓術は圧迫されている範囲が狭い場合に適した手術法です。椎弓、椎間関節や靭帯の、神経を圧迫している部分だけを取り除き、そのほかの部分は残します。

椎弓切除術は、圧迫が高度で、かつ広い範囲に及んでいる場合に行います。脊柱管のうしろ側にある棘突起をふくむ椎弓、椎間関節、靭帯などを広範囲に取り除いて、脊柱管の後方を完全に開放する手術法です。

椎弓切除術では多くの場合、上下の椎骨をくっつけて固定する脊椎固定術（112ページ参照）があわせて行われます。

手術法を決定し、血液検査や尿検査、心電図などの検査や、合併症の検査などを行って全身の状態をチェックし、入院します。

入院後、手術をする範囲、その部分の神経の状態をくわしく確認するため、造影検査やCT検査を行います。

いずれの手術も全身麻酔下で行われます。

手術直後から手術部位の痛みをおさえるために鎮痛薬を用います。痛みの状態に合わせて坐剤、注射剤などが使用されます。また、傷口からの感染を予防するため、抗菌薬を点滴で投与します。

手術当日はベッドで安静を保ちます。場合によっては看護師の介助を受けながら、

腰をひねらないよう注意して、体の向きを変えることができます。手術当日は飲食も禁止です。

ステップ5　ベッドでのリハビリテーションを始めます

手術部位の痛みに応じて鎮痛薬を用います。ベッドを少し起こせるようになります。ベッドでのリハビリテーションを始め、コルセットをつけて（105ページ参照）腰をひねらないように注意しながら、横向きになったり、寝返りを打ったりします。2日目にはベッドを90度まで起こせるようになり、ベッドに腰かけることができます。水分がとれるようになり、徐々に食事ができるようになります。

ステップ6　日常生活に困らない程度に動けるようになったら退院します

最初は指導を受けながら歩行器を使用して、歩く練習を始めます。手術後3〜5日でベッドを離れ、自力でトイレに行ったり、シャワーを浴びたりできるようになります。病院内の廊下など安全な場所で歩く練習をして、脚の筋力を維持するようにします。このころには、手術前にあった間欠跛行や脚のしびれ、痛みはよくなっています。

一般に、1週間から10日程度で、歩行器を使わずに歩けるようになります。脊椎

第4章　腰部脊柱管狭窄症　これが基本となる正しい治療です

手術後はできるだけ歩いて筋力を保ちましょう

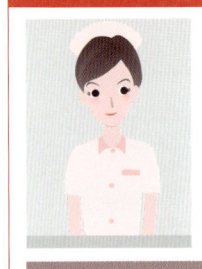

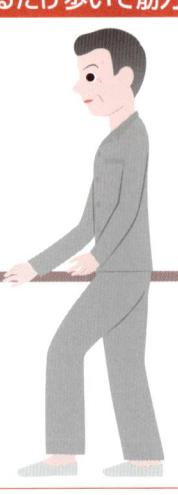

手術後歩けるようになったら歩行訓練をし、自力歩行が可能になったら、安全に注意しながらできるだけ病院内を歩きましょう。動かないでいると筋肉が落ちてしまい、回復が遅れます。

固定術を加えた場合には、歩行の練習開始が1〜2日遅くなります。

手術後はコルセットで腰部を保護しますが、3週間ほどたったら着用する時間を徐々に短くしていき、はずす準備を進めます。

手術部位の痛みがおさまってきたら、筋力の強化、ストレッチも始めます。

手術から1週間ほどたったらCT検査をして、手術をした部分の脊柱管が広がっているかどうかを確認します。

ある程度歩けるようになり、日常の生活に困らない程度に回復したら、退院します。

入院期間は、手術内容、患者さんの体力や合併症の有無などによって違いますが、おおむね、開窓術や椎弓切除術は10日〜3週間、脊椎固定術が加わると10日〜1カ月程度になります。

ステップ7　半年ごとに画像検査をして経過を観察します

退院後は外来で定期的な診察を受け、経過観察を行います。自宅で腹筋・背筋の強化、ハムストリングスのストレッチなどの体操（56〜57ページ図参照）を続けます。3〜6カ月ほどたったところで、手術をした部分の神経の状態をMRI検査で確認します。その後は半年ごとのX線検査で、手術で削った背骨の状態などを調べ、再発や腰椎変性すべり症（31ページ参照）がおこっていないかなどを確認します。

とくに、脊椎固定術をした患者さんでは、固定した部分がしっかりついているかどうかを画像検査で確認します。しっかり固定されたとわかるまで、患者さんは医師の指示にしたがって、腰に負担のかかる動きを避けることがたいせつです。

脊椎固定術で使用した脊椎内固定器具が、腰が重い、だるいなどの症状を引きおこしていることがあり、できるだけ取ることを勧めています。ただし、75歳以上の高齢の患者さんで、再手術の負担が大きい場合は、そのままにすることもあります。脊椎内固定器具を取る手術は全身麻酔下で行い、30〜40分程度で終わります。

腰部脊柱管狭窄症は加齢による骨や椎間板、靱帯の変性が病気の背景にあるため、手術を行って神経への圧迫がなくなっても、また別の場所から発生することがあります。手術後の経過を順調にし、再発を予防したり、新たな腰部脊柱管狭窄症の発生に早めに対応したりするために、定期的な経過観察がたいせつです。

第4章　腰部脊柱管狭窄症　これが基本となる正しい治療です

治療に用いられる薬についてよく知っておきましょう

腰部脊柱管狭窄症の治療に用いられるおもな薬は、非ステロイド性消炎鎮痛薬（NSAIDs：エヌセイズ）とプロスタグランジンE1誘導体製剤、ビタミンB_{12}、筋弛緩薬です。これらの薬で痛みを引きおこしている炎症を鎮め、患部の血行を改善することによって症状の改善を図ります。

慢性の痛みには、漢方薬が効果を発揮することもあります。

●非ステロイド性消炎鎮痛薬は痛みを抑える薬です

非ステロイド性消炎鎮痛薬は炎症をとり、痛みを軽くするために用います。さまざまな種類があるので、担当医は患者さんの状態に合わせて、薬を選びます。

副作用として、胃腸障害、肝機能障害、腎機能障害などが出ることがあります。最近は副作用が少ないCOX―2選択的阻害薬のエトドラク（商品名ハイペンなど）などが使用されるようになってきました。

使用期間についての基準はとくにありませんが、長期にわたり継続的に使用すると、副作用の現れる確率が高くなるので注意が必要です。

●外用薬の併用で痛みをやわらげます

痛みをやわらげるために内服薬と併用してよく用いられるものに、湿布剤や塗り薬があります。最近では、ほとんどの湿布剤や塗り薬に非ステロイド性消炎鎮痛薬

●プロスタグランジンE1誘導体製剤は血液の循環を改善します

プロスタグランジンE1誘導体製剤は、末梢血管を広げて血流をよくする効果があります。栄養・酸素の供給量を増やすことで、圧迫されて炎症をおこしている神経組織周辺の痛みやしびれ、間欠跛行（かんけつはこう）などの症状の改善に有効であるとされ、おもに、リマプロストアルファデクス（商品名オパルモン）などが用いられています。

とくに、軽度から中等度までの間欠跛行には効果が期待できます。

●ビタミンB₁₂は傷んだ末梢神経の回復に役立ちます

ビタミンB₁₂は、脚のしびれに対して、神経組織自体の機能回復を図る目的で使われます。一般に末梢神経を修復させるのに有効といわれていますが、腰部脊柱管狭窄症の神経障害に対しての効果については、はっきりした研究報告はありません。長期に飲み続けても、とくに副作用はありません。

●筋弛緩薬は筋肉のこりをほぐし、痛みを軽くします

筋肉が痛みのために収縮した状態が続くと、痛みが強くなり、痛みでまた筋肉がこるという悪循環が生まれます。筋弛緩薬は、痛みのためにこわばった筋肉の緊張をやわらげて、痛みを軽くします。症状により非ステロイド性消炎鎮痛薬と併用することもあります。

副作用として胃の不快感、食欲不振などの消化器症状や、眠気、めまいなどがおこることがあります。

● **血小板凝集抑制薬で血流の改善を図ります**

血液を固める働きを抑える薬で、血行をよくし、神経周辺の血流を改善して、脚の痛みやしびれなどの症状を軽くする目的で用いられます。

● **抗不安薬を用いることがあります**

痛みに対する不安やおそれ、うつ傾向、ストレスなどが強い患者さんに、抗不安薬を用いることがあります。抗不安薬は精神を安定させる効果だけでなく、筋肉の緊張をゆるめる働きももっています。

● **漢方薬が効果を発揮することもあります**

比較的症状が軽く、ほかの薬で効果がみられなかった患者さんに対して、「牛車腎気丸」「八味地黄丸」などの漢方薬を用います。胃腸が弱い人には向いていないので、注意が必要です。

神経ブロックについてよく知っておきましょう

第4章　腰部脊柱管狭窄症　これが基本となる正しい治療です

神経ブロックは、腰痛、脚の痛みに対して、薬物療法で効果がみられなかったときに行われる治療法で、腰部脊柱管狭窄症の痛みの治療に有効な方法です。痛みのおこっている神経に局所麻酔薬やステロイド薬を注入して痛みを抑えます。ステロイド薬には抗炎症作用があり、局所麻酔薬に添加して併用すると、効果の持続が期待できます。

神経ブロックは傷んだ神経をまひさせて痛みが伝わるのを防ぐとともに、神経周囲の炎症を抑えて、血液の循環を促す効果もあります。

一般に、神経ブロックを行うと、麻酔の直接的効果が切れたあとも、しばらくは痛みがやわらぐ状態が続き、数回行うとそのまま症状が消えていくこともあります。神経ブロックを行っても持続的な効果がみられず、痛みが続く場合は、手術を検討します。

おもに行われる神経ブロックは、馬尾を包んだ硬膜の外側に局所麻酔薬やステロイド薬を入れる「硬膜外ブロック」と、障害を受けた神経に直接、局所麻酔薬やステロイド薬を注入する「選択的神経根ブロック」です。それぞれのくわしい内容は、第2章52〜54ページを参照してください。

神経をゆるめる運動療法は症状改善に役立ちます

背骨は体を支え、曲げたり伸ばしたりひねったりという基本的な動作を担っています。背骨のうちでも腰椎にはとくに大きな負担がかかっていて、その腰椎を助けているのが、腹筋と背筋です。腹筋や背筋の筋力低下を防ぐことは、腰椎への負担を減らし、腰部脊柱管狭窄症の症状の改善や、再発予防に役立ちます。

ただし、急性の痛みがあるとき、また、痛みが強いときには、無理に運動を行ってはいけません。痛みをがまんして無理に運動をすると、かえって症状が悪化してしまうこともあります。運動療法は医師の指示にしたがって、安全に行うようにしましょう。

●前屈体操を繰り返し、症状を改善します

腰部脊柱管狭窄症は、前かがみになると狭くなっている脊柱管がゆるんで、症状が楽になるという特徴をもっています。そこで、神経根への圧迫を減らし、痛みやしびれなどの症状を軽くするために、症状のある側と反対側に体を曲げる体操をします。神経がゆるんだ状態を定期的に継続してつくると、症状の軽い患者さんであれば炎症の悪循環がとれてくるので、症状が楽になっていきます。

体操のしかたは、たとえば、左脚にしびれがある場合は、上体を右側に曲げながら前屈します。右脚にしびれがある場合は、左側に曲げながら前屈します。両脚がしびれる場合は、上体を左右に曲げずに前屈します。どちらに曲げても症状が出てしま

痛くない方向に体を曲げる体操を繰り返します

痛みやしびれのある側の神経がゆるむように、症状が出ない側に上体を曲げ、1〜10まで数を数えながら静止します。1セット5回程度行います。

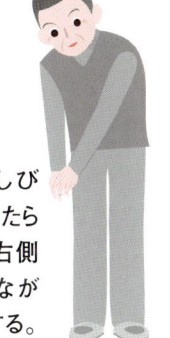

＊どちらに曲げても症状が出る場合は行わないこと。

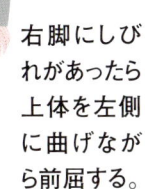

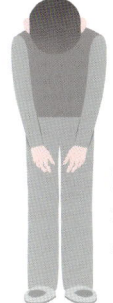

左脚にしびれがあったら上体を右側に曲げながら前屈する。

右脚にしびれがあったら上体を左側に曲げながら前屈する。

両脚にしびれがあったら体を前に曲げる。

う場合は、行わないでください。

この体操は、立って行っても、いすに座ったまま行ってもかまいません。また、1日に何回行ってもかまいません。テレビを見ているときなどに、気がついたら1セット、休憩をはさんでまた1セットというように自由なペースで行ってください。

著者の経験では、この体操を2〜3週間続けてもらうと、多くの患者さんから「だいぶよくなりました」という感想が聞かれるようになります。

● 手術後はできるだけ早くリハビリテーションを始めましょう

手術後、体を動かさないと、筋肉はすぐに衰えてしまいます。手術後はできるだけ早くリハビリテーションとして、歩く練習と腹筋、背筋を強化する運動療法を始めます。リハビリテーションの目標は、退院後も手術前と同じように、ふつ

うに生活できるようにすることです。

最初は腹筋運動から始め、手術部位の痛みがおさまってきたら、背筋運動を加えます。あわせてハムストリングス（太ももの裏側の筋肉）が硬い患者さんは、ストレッチを行います。

実際の運動は、第2章56～57ページを参照してください。

手術後2～3カ月からは、腰部、腹部、背部のストレッチも加え、筋肉や関節の柔軟性を保つようにします。

脊椎固定術を受けた患者さんは、骨がくっつくまでの間、あまり強い運動療法は控えるのが一般的です。

また、腰部脊柱管狭窄症は、高齢の患者さんが多く、動かない状態が長くなると、そのまま筋力が衰えてしまいます。手術直後はもちろん、その後の日常生活においてもできるだけ歩いて、筋力の維持に努めることがたいせつです。

装具療法や物理療法を上手に利用しましょう

腰部脊柱管狭窄症ではコルセットを着用する装具療法や、温めたり、電気や光線などを用いたりする、さまざまな物理療法も、痛みを抑える保存療法として活用します。上手に利用して痛みを抑え、動きを楽にして、症状の回復を図ります。

●専用のコルセットがあります

コルセットに代表される腰の装具は、障害のおこっている腰椎の安静を保ち、姿勢を安定させ、痛む方向に体が動かないようにする役割をもっていて、痛みが激しいときの治療としても、手術後の患部の保護としても使用されます。

コルセットの着用は腹圧を高め、腹筋・背筋などの姿勢を保つ筋肉を支えるため、腰椎の負担が減ります。また、腰が前後に曲がりすぎないように制限して、神経根に対する刺激を減らすので、痛みが軽くなります。

コルセットの長さや硬さはいろいろなものがありますが、代表的なものは布製の「軟性コルセット」と、プラスチック製や、金属フレームを用いた「硬性コルセット」です。どの程度の安静や支えが必要かに応じて、軟性と硬性を使い分けます。

腰部脊柱管狭窄症ではそれ以外に、痛みをやわらげるために前かがみの姿勢が保てるように作られた、専用の特殊なコルセットを着用することがあります。神経根の障害を原因とする間欠跛行がみられる患者さんに向いています。

コルセットは、痛みが激しい時期、手術のあとの不安定な状態のときに着用しま

第4章 腰部脊柱管狭窄症 これが基本となる正しい治療です

コルセットを着用すると腰が安定します

コルセットは姿勢を安定させ、腰への負担を減らすので、症状を抑えるのに役立ちます。ただし、長期の使用は腹筋、背筋を弱めるので、痛みの強いときや手術後に限定して用いましょう。

● **軟性コルセット**　もっともよく用いられるもの。布製で一部に支柱が入り、腹筋・背筋の補助の役割をもつ。

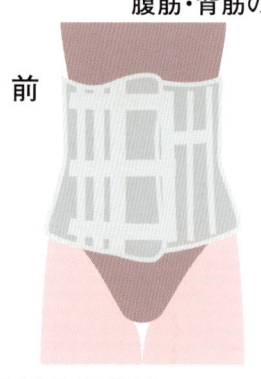

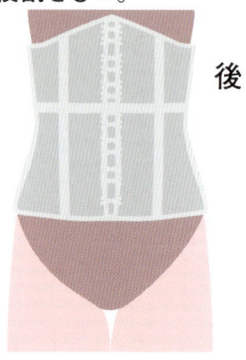

前　　　後

● **腰部脊柱管狭窄症用のコルセット**　痛みが出ないように、前かがみの姿勢が保てる構造になっている。

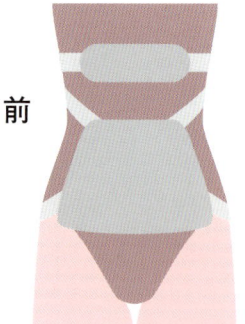

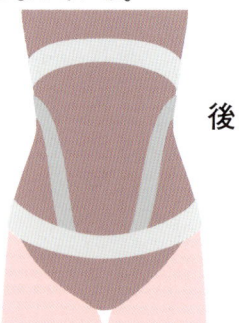

前　　　後

腰椎を引き伸ばして痛みをやわらげる牽引療法

腰や脚の痛みをやわらげる目的で行います。骨盤を引っ張って腰椎を伸ばし、筋肉の緊張を改善したり、神経への圧迫を軽くしたりします。

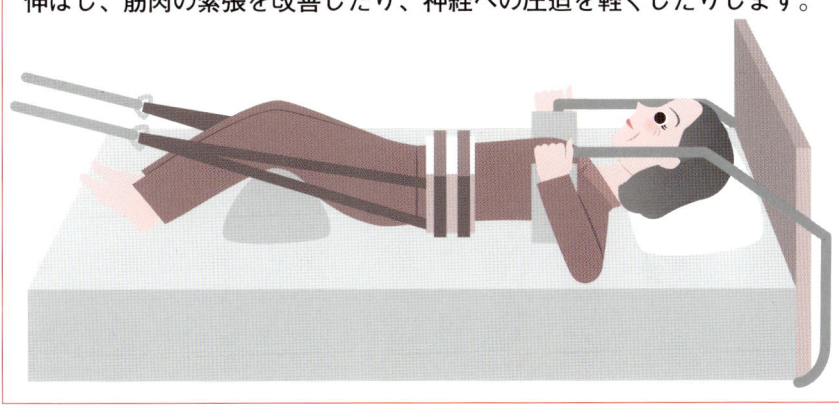

●物理療法を活用しましょう

物理療法とは、牽引、電気、温熱、光線、水など、物理的な手段を用いる治療法です。患部を温める、超短波や赤外線を当てるなどして血行の改善を図ります。

どの治療法も、腰部脊柱管狭窄症の患者さんに対して明らかな治療効果があるかどうかはまだわかっていませんが、受けて痛みがおさまったり、気持ちがよいと感じたりするのであれば、保存療法の一環として続けて、問題はありません。

物理療法の詳細は、第2章59〜60ページを参照してください。

す。体が楽だからといって何カ月間にもわたって使い続けていると、かえって腰の周囲の筋肉が硬直したり、筋力が低下したりして逆効果になることがあります。担当医や理学療法士からよく説明を受けて、正しく着用しましょう。

手術についてよく知っておきましょう

腰部脊柱管狭窄症の手術の基本は、神経への圧迫を取り除く「除圧術」です。除圧術は、圧迫を受けている脊柱管の場所や範囲によって「開窓術」「椎弓切除術」から適した方法を選択します。

この手術は内視鏡下で行う方法もあります。しかし、手技に慣れるまで一定の経験を要するため、積極的に行っている医療機関は限られているのが現状です。

腰椎椎間板ヘルニアを合併していなければ、椎間板には手をつけず、神経を圧迫している椎間関節の出っ張りや靱帯をふくめて、椎弓部分を削り取ります。

椎骨どうしが不安定になって、ぐらぐらしたり、ずれをおこしたりしているときには、除圧術に加えて「脊椎固定術」を組み合わせます。

●開窓術は神経を圧迫している部分のみ取り除く手術です

神経を圧迫している部分だけを取り除き、椎弓をできるだけ残す手術法で、手術後は背骨に窓があいたようになるので、開窓術と呼ばれます。神経の圧迫範囲が狭い場合に適した手術法です。

手術は全身麻酔下で行います。背中側から切開し、神経が圧迫されている部分のみ椎弓、椎間関節や靱帯を切り取ります。

手術時間は狭窄が1カ所の場合は1〜2時間程度ですが、連続する2〜3カ所の狭窄による圧迫を同時に取り除くことも多く、その場合は2時間程度かかります。

除圧術には「開窓術」と「椎弓切除術」があります

●開窓術
椎弓、椎間関節や靱帯の一部、神経を圧迫している部分だけを取り除く手術です。

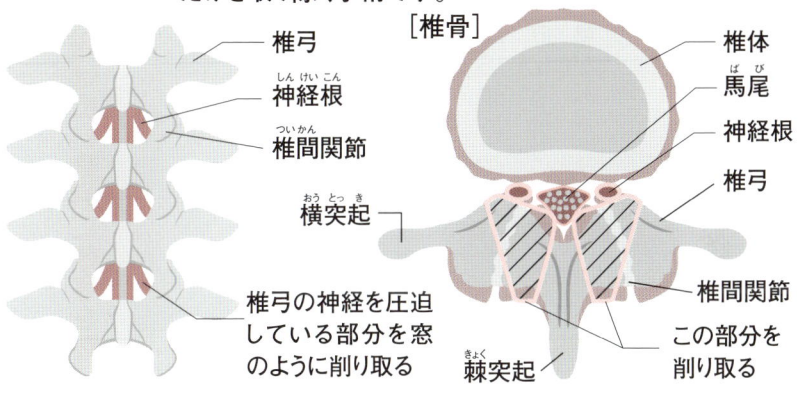

［椎骨］

- 椎弓
- 神経根
- 椎間関節
- 横突起
- 椎弓の神経を圧迫している部分を窓のように削り取る
- 椎体
- 馬尾
- 神経根
- 椎弓
- 椎間関節
- この部分を削り取る
- 棘突起

●椎弓切除術
脊柱管のうしろ側の壁を作っている椎弓を削り取って、狭くなっている脊柱管を広げる手術です。椎間関節やこの部分の骨を結合させている靱帯の一部も取り除きます。

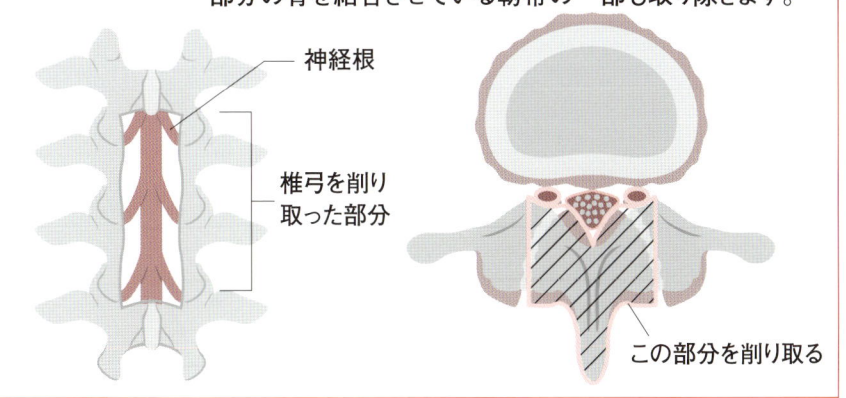

- 神経根
- 椎弓を削り取った部分
- この部分を削り取る

第4章 腰部脊柱管狭窄症 これが基本となる正しい治療です

入院は1週間から10日ですが、抜糸前に退院する患者さんもいます。高齢の患者さんで2椎間以上の手術をした場合は、入院が3週間以上になる場合もあります。

●椎弓切除術は広い範囲に椎弓を取り除く手術です

椎弓切除術は、神経への圧迫が高度で、かつ広い範囲に及んでいる場合に適した手術法です。手術は全身麻酔下で行い、背中側から背骨の中央部を縦に切開して、神経を圧迫している棘突起をふくむ椎弓、椎間関節と靱帯などを広い範囲で取り除きます。椎弓は背骨の後方にあり、脊柱管のうしろ側の壁にあたります。椎弓を取り除くと狭くなっていた脊柱管が広がり、神経への圧迫がなくなって、症状が改善します。

手術時間は、削り取る範囲によって異なりますが、通常1〜2時間程度、入院期間は2〜3週間です。手術後3〜5日ほどたてば、歩けるようになります。手術後はコルセットを1〜数カ月間程度着用します。

背骨を構成する椎骨や椎間板は体の重さを支える役目をもっていますが、椎骨の一部である椎弓にはその役目は少ないとされています。ですから、広範囲に椎弓を取り除いても、体の重さを支える機能は落ちる心配がありません。

ただし、手術後に残っている椎弓は細くなっているので、強い力を加えるとひびが入ることがあります。そのため、椎弓や筋肉が強くなるまでの3カ月ほどの間は、激しい運動などで腰椎に負担をかけないようにすることがたいせつです。

不安定になった椎骨どうしを固定する「脊椎固定術」

脊柱管を広げる手術とともに、再発を防ぐ目的で、椎骨どうしをつなぐ脊椎固定術を行うことがあります。

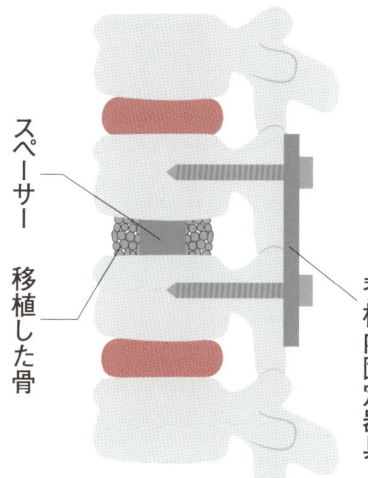

●椎体どうしをつなぐ

つぶれた椎間板部分にスペーサーという人工材料を入れ、骨を移植して上下の椎体を固定し、さらに脊椎内固定器具で椎骨どうしをつないで補強します。

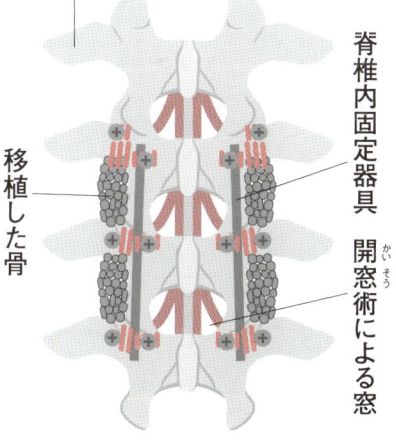

●椎弓わきの位置で固定する

椎間関節の外側と横突起の背中側に骨を移植して上下の椎骨どうしを固定し、脊椎内固定器具で補強します。

●脊椎固定術は不安定な椎骨どうしを固定する手術です

腰部脊柱管狭窄症では、上下の椎骨と椎骨が不安定になっている場合が多いため、椎弓の切除を行っても椎骨がずれて、再び神経が圧迫されるおそれがあります。そのような場合は、椎弓の切除術にあわせて脊椎固定術を行います。

脊椎固定術は椎弓の切除後に、患者さん自身の骨盤の骨や、削った椎骨を成形して移植し、上下の椎骨どうしを固定する手術です。さらに、チタン（金属の一種）製などの脊椎内固定器具を用いて、固定した部分を補強します。

つぶれた椎間板部分の椎体と椎体の間にスペーサーという人工材料を入れ、その前後に骨を移植して椎体どうしを固定し、脊椎内固定器具でその上下の椎骨をつないで補強する方法や、椎間関節と横

腰部脊柱管狭窄症手術後の脊椎固定術

狭くなった脊柱管を広げるために椎弓切除術、次いで骨移植による脊椎固定術を行っています。

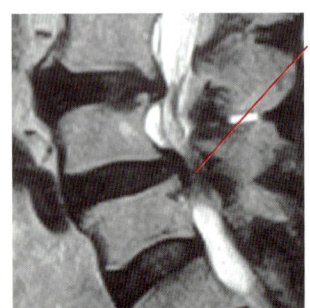

この部分の狭窄を広げ上下の椎骨を固定

脊椎内固定器具で固定した部分を補強

スペーサー

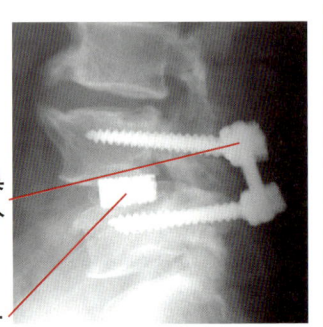

手術前のMRI画像　　　脊椎固定術後のX線画像

第4章 腰部脊柱管狭窄症 これが基本となる正しい治療です

突起に骨を移植して固定し、脊椎内固定器具で補強する方法などがあります（111ページ図参照）。

手術後は、コルセットを数カ月間着用します。

最終的には椎骨と移植した骨がくっついて椎骨どうしを安定させますが、手術当初は不安定なので、脊椎内固定器具を補強に用います。チタン製の脊椎内固定器具はそのまま体内にあっても害はありませんが、筋肉を圧迫して腰のだるさの原因になったりすることもあるので、比較的若い患者さんでは、手術後1年以上たって骨がついたあとに抜き取る手術を勧めています。

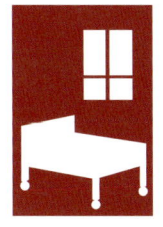

参考文献

(※1) Ahn U, Ahn N, Buchowski J et al：Cauda equina syndrome secondary to lumbar disc herniation：A meta-analysis of surgical outcomes. Spine 25：1515-1522, 2000
【概要】
腰椎椎間板ヘルニアにより馬尾症候群（馬尾の圧迫によりおこる、排尿や排便がコントロールできないなどの症状）を発症した患者さんの手術に関する42の論文、計322症例のメタ分析。馬尾症候群発症から48時間以後に手術をした例では、それ以前に手術をした例に比べ、感覚障害は3.5倍、運動障害は9.1倍、排尿障害は2.5倍、直腸障害は9.1倍の患者さんに残っており、回復に大きな差がみられました。よって、発症から48時間以内に手術をすることが有意に重要であることがわかりました。

(※2) Hatori M, Kokubun S：Clinical use of etodolac for the treatment of lumbar disc herniation. Curr Med Res Opin 1999; 15(3): 193-201
【概要】
17～80歳の腰椎椎間板ヘルニアの患者さん81例に対し、COX-2選択的阻害薬のエトドラク200mgを1日2回、1～2週間投与した治療効果を検討しました（なお、一部の患者さんは、ほかの非ステロイド性消炎鎮痛薬や筋弛緩薬を併用していました）。その結果、腰や足の痛み、しびれ、歩行、下肢伸展挙上テスト（SLRテスト）、知覚障害、ADL（日常生活動作）の各項目で有意な改善がみられ、消化管障害などの副作用はごく少数にしか現れませんでした。

(※3) Ljunggren AE, Weber H, Arsen S：Autotraction versus manual traction in patients with prolapsed lumbar intervertebral discs. Scand J Rehabil Med 16：117-124, 1984
【概要】
腰椎椎間板ヘルニアの患者さん49例に対し、機械による牽引を行う群と手動牽引を行う群に分けてランダム化比較試験を行いました。治療後の痛みや身体機能を評価した結果、どちらの群でも改善がみられました。また、4分の1の患者さんは手術にならずに退院し、2年後にも再発はみられませんでした。

(※4) Gibson JN, Grant IC, Waddell G：The Cochrane review of surgery for lumbar disc prolapse and degenerative lumbar spondylosis. Spine 24：1820-1832, 1999
【概要】
腰椎椎間板ヘルニアに関する26のランダム化比較試験を検討しました。直視下手術と内視鏡下手術の治療成績を比べたところ、同等であることがわかりました。

第5章

腰椎椎間板ヘルニア
腰部脊柱管狭窄症

再発予防と生活するうえで気をつけたいこと

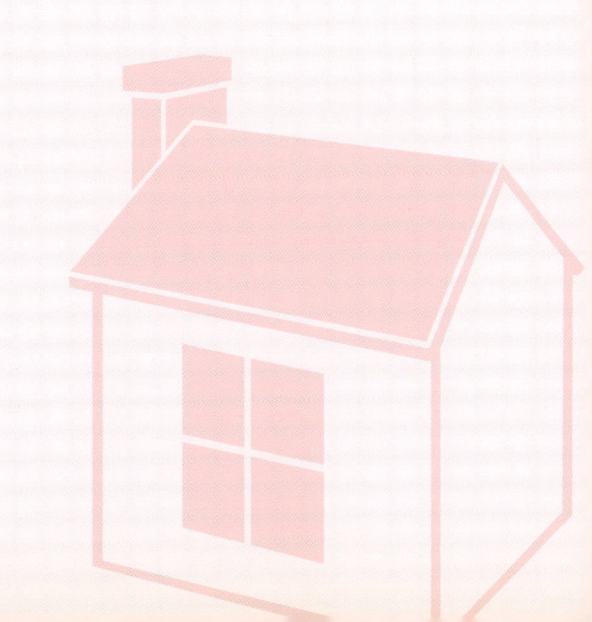

脚腰に痛みが出たら、早めに受診しましょう

◎いったん治っても、再発することがあります

突然、激しい腰痛がおこったら、多くの患者さんは医療機関を受診するでしょう。でも、がまんできる程度の脚腰の痛みがだらだらと続いていたり、脚にしびれがあったりする場合は、「もう少しようすをみてみよう」と考えることも多いと思います。

人体には自然治癒力がありますから、軽いぎっくり腰、仕事やスポーツなどの疲労による腰痛や脚の痛みは、受診しなくても時間がたてば自然におさまります。しかし、痛みやしびれが1カ月以上おさまらない場合は、なにか原因となっている病気があるのかもしれません。症状が長引くときはできるだけ早く整形外科を受診するようにしましょう。

腰椎椎間板ヘルニアの場合、一度ヘルニアをおこした患者さんは、手術で問題のあった部分を取り除いたとしても、椎間板をすべて取り除くわけではないので、同じ場所からの再発もありますし、将来、別の椎間板におこることも考えられます。

腰部脊柱管狭窄症も老化に伴う病気のため、最初の部位の症状がおさまっても別の部位に発症することがあります。

再発に対して、とくに神経質になる必要はありませんが、腰痛や脚の痛み、しびれが生じた場合は、早めに担当医に相談してください。

筋力を保つことが予防につながります

◎適度な運動を心がけましょう

【腰椎椎間板ヘルニア】

保存療法を行い、動ける程度まで痛みがおさまったら、安静を保つ必要はなく、日常生活に戻ります。症状がぶり返さなければ、薬の服用は中止します。同時に、運動を始めるようにします。腹筋・背筋の筋力を高め、脚の筋肉の柔軟性を保つような運動を心がけましょう。

手術を受けた場合は、手術部位の痛みが軽くなってきたら、徐々に日常生活に復帰します。問題がなければ、そのまま経過観察を続けます。痛みがおさまってきたら、腹筋や背筋の筋力アップを図るために運動（56ページ参照）を始め、ハムストリングス（太ももの裏側の筋肉）や、股関節（こかんせつ）のストレッチ（57ページ参照）を行います。

いずれにしても、患者さんはおおむね3カ月で、スポーツや体を使う仕事をふくめた元の活動に戻ることができます。その後も、症状の再発を防ぐため、筋力や柔軟性が落ちないように適度な運動を続けることがたいせつです。

第5章　腰椎椎間板ヘルニア　腰部脊柱管狭窄症　再発予防と生活するうえで気をつけたいこと

117

【腰部脊柱管狭窄症】

　手術を受け、退院したばかりでも、手術部位の痛みがおさまり脚の状態がよければ、日常の生活に復帰してかまいません。

　腰椎椎間板ヘルニアと同様に、筋力強化やストレッチなどの運動（56〜57ページ図参照）をします。また、脊柱管をゆるめる前屈体操（103ページ図参照）をしてもよいでしょう。

　この病気は高齢の患者さんが多いので、意識して体を動かさないと筋肉が衰えて、余計に体を動かしにくくなります。無理な動きは神経の障害を進行させることになるので禁物ですが、腰椎への負担を減らし、日常の動きをスムーズにするために、適度な運動を続けることがたいせつです。これは手術を受けた患者さんも、保存療法を行っている患者さんも同様です。

118

COLUMN

エアロバイクが最適です

腰部脊柱管狭窄症の患者さんには、歩く運動が適しています。少し歩くと痛みやしびれが出るようなら、腰を少し前かがみにすると比較的楽に歩けますし、歩くのが不安な場合は、杖をついたり、シルバーカーを押しながら歩くとよいでしょう。歩いている途中で痛みやしびれが出て歩きにくくなったら、ベンチなどに腰かけて十分に休憩をとり、症状が消えてから再び歩くようにします。つらい症状をがまんして無理に歩き続けるのは危険なうえ、傷めている神経をさらに悪化させることになりかねません。がまんして歩き続ければ、歩ける距離が延びるというデータはありません。どの程度歩けばよいかわからなければ、担当医に相談してください。

腰を曲げて運動できるという点では、自転車をこぐ運動が最適です。屋外で自転車に乗ってもかまいませんが、坂道を上り下りするようなコースでは脚腰に負担がかかりすぎることがあります。自転車に乗る場合は、安全な場所で無理のない乗り方をしてください。

もっともよいのは、室内で自転車型の運動器具、エアロバイクをこぐことです。家で乗れるように購入するか、リハビリ施設や運動施設でのエアロバイク利用をお勧めします。

筋力を保つ運動には室内でできるエアロバイクがお勧めです

筋力を落とさないように、できるだけ歩きましょう。不安なら杖(つえ)やシルバーカーを利用します。

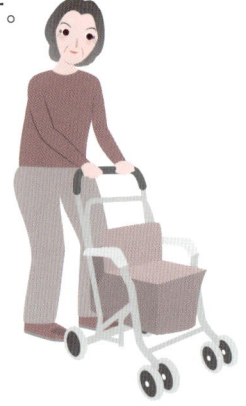

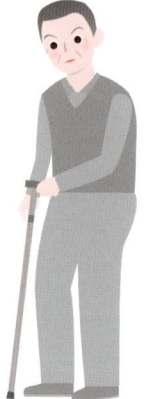

腰を曲げてできる運動には自転車が適しています。屋外で乗る場合はコースや安全面に注意してください。その点、室内でできるエアロバイクなら安心です。

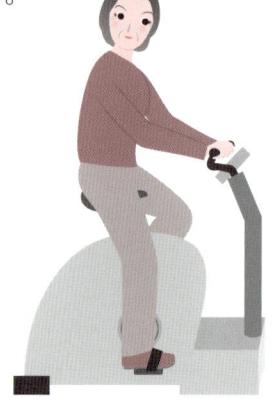

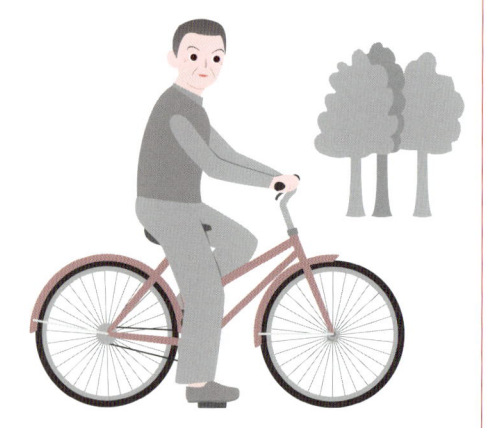

日常生活に配慮して腰への負担を軽くします

◎腰への負担が大きい姿勢や動作は避けましょう

腰椎椎間板ヘルニアの手術後は、手術した部分の椎間板が回復中の時期です。また、腰部脊柱管狭窄症の手術後の腰椎は、一般に手術前よりも強度が下がると考えられます。手術は神経への圧迫をとるために、狭窄している部分の骨を削るのが基本で、再発を防ぐために、やや広めに削る場合もありますし、患者さんによっては数個の椎骨を一度に手術することもあるからです。

そのためどちらの病気でも、手術後はもちろん、保存療法をしている患者さんも、日常生活では腰椎に負担をかけない注意が必要です。腰をかがめた姿勢を続ける、長時間の運転をする、重いものを何度も持ち上げる、重いものを持ったまま腰をひねるなどの動作は避けてください。

腰椎椎間板ヘルニアの手術後、椎間板に負担をかける動作を避ける期間については、おおむね3カ月を目安に、担当医に相談しながら判断するとよいでしょう。

腰部脊柱管狭窄症がある場合、背中を反らせる姿勢は脊柱管の内部を狭くし、神経を圧迫することになります。とはいえ、座って前かがみになっていると楽だからといって、長時間座りっぱなしというのも望ましくありません。

第5章　腰椎椎間板ヘルニア　腰部脊柱管狭窄症　再発予防と生活するうえで気をつけたいこと

腰部脊柱管狭窄症では日常生活の工夫がたいせつです

腰椎への負担は再発につながるおそれがあります。日常の動作へのちょっとした注意で腰を守りましょう。

重いものを持ち上げるときはいったん腰を落とし、荷物を体につけたまま、ゆっくりとひざを伸ばしていって持ち上げる。

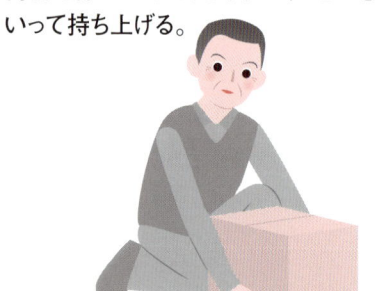

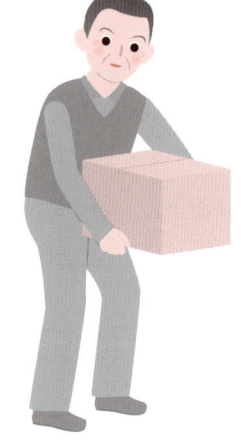

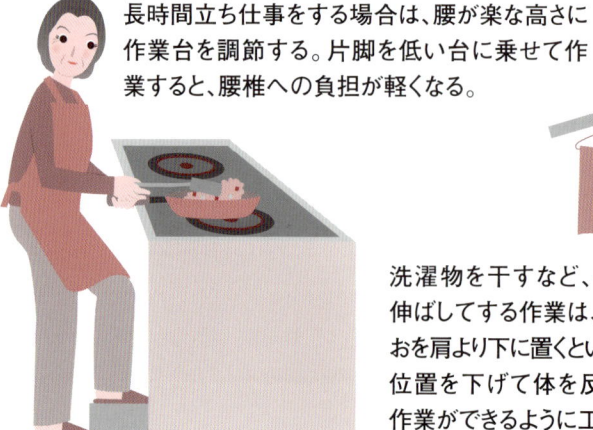

長時間立ち仕事をする場合は、腰が楽な高さに作業台を調節する。片脚を低い台に乗せて作業すると、腰椎への負担が軽くなる。

洗濯物を干すなど、手を上に伸ばしてする作業は、物干しざおを肩より下に置くというように、位置を下げて体を反らさずに作業ができるように工夫する。

体を起こすときは横向きから手をついて

＜ふとんの場合＞

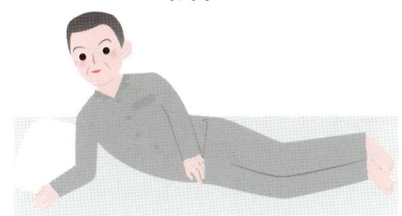

横向きになってひざと腰を曲げ、ひじをついて上半身を起こす。

両手をつき、両腕でしっかり上体を支えながら、脚を寄せる。

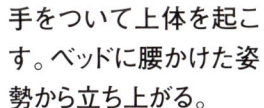

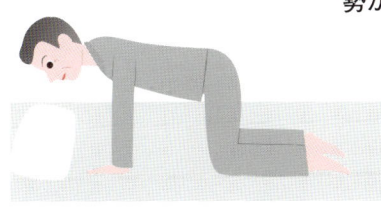

よつんばいになり近くの壁や柱を利用して立ち上がる。

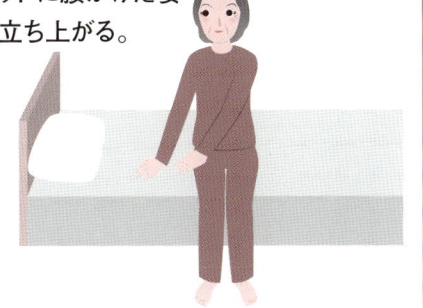

＜ベッドの場合＞

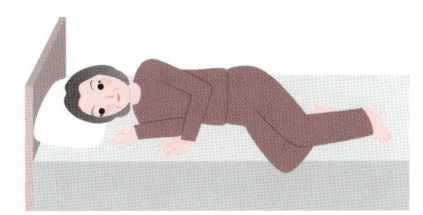

横向きになり、ひざと腰を曲げて脚をベッドの端へと移動させる。

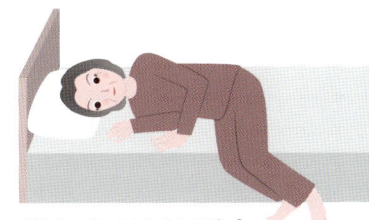

脚をベッドから下ろす。

手をついて上体を起こす。ベッドに腰かけた姿勢から立ち上がる。

第5章　腰椎椎間板ヘルニア　腰部脊柱管狭窄症　再発予防と生活するうえで気をつけたいこと

寝るときは腰の反らない姿勢をとります

横向きになって体を丸くする。

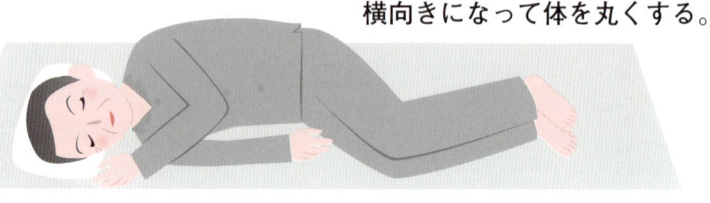

あお向けの場合は、ひざの下にまくらやクッションを入れて、ひざを曲げる。

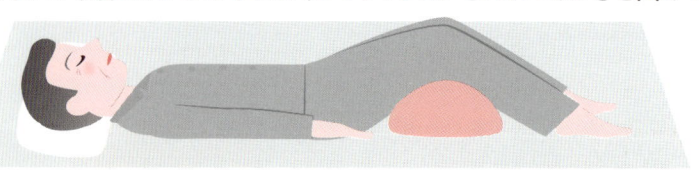

122〜124ページの図を参考に、腰椎に負担をかけないように注意しながら、できるだけ通常どおりの日常生活を送ってください。

◎**肥満の予防がたいせつです**

肥満になると腰椎や椎間板への負担が増すだけでなく、おなかが前にせり出すため反った姿勢になり、腰椎のうしろ側が常に圧迫され、骨に無理な力が加わった状態になります。その結果、腰椎椎間板ヘルニアや腰部脊柱管狭窄症の再発や、新たな発症につながる危険があります。

肥満と腰椎椎間板ヘルニア、腰部脊柱管狭窄症との関係を示した決定的な研究はまだありませんが、体重増加が腰椎への負担を増やすことは確かです。規則正しい生活と運動習慣を身につけて、適切な体重を維持するように努めましょう。

いつまでも痛みが気になるときは担当医に相談しましょう

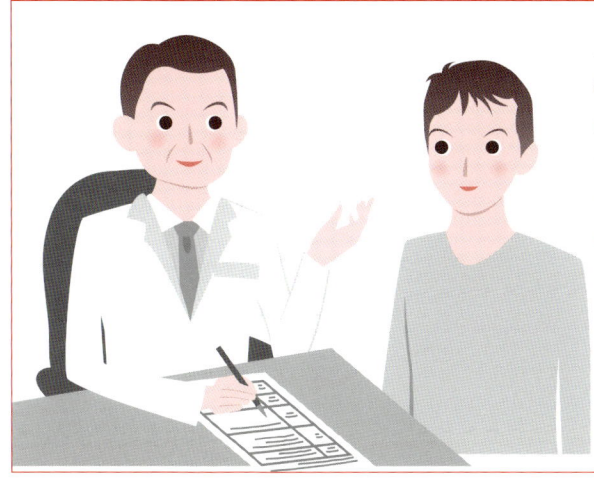

ストレスや不安感から痛みが慢性化している場合もあります。一人でくよくよと悩まず、担当医に相談して指導を受けましょう。

◎精神的ストレスが痛みにつながることがあります

手術はうまくいき、X線検査やMRI検査などの画像検査でも問題がないのに、慢性的な痛みが続いたり、おさまっていた痛みが再発したりする患者さんも少なくありません。原因が特定しきれない、このような症状の慢性化や再発には、ストレスや痛みへの過剰な不安がかかわっていることがあります。

とくに腰部脊柱管狭窄症の症状はゆっくりと進行していくのがふつうなので、慢性の痛みを抱えていた患者さんも多く、腰を大事にしすぎて動かさないようにしがちです。こうした生活を続けていると、腰周辺の筋肉が硬くなり、かえって痛みがとれにくくなります。ますます痛みへのおそれが強くなり、仕事や趣味なども制限せざるをえなくなると、悲観的にな

り、うつ傾向につながることもあります。痛みと上手につきあいながら積極的に体を動かしたり、姿勢に気をつけたり、運動療法を行ったりすることで、症状が改善することもあります。いつまでも痛みがとれなかったり、おさまっていた痛みをまた感じるようになったりしたら、一人で抱え込まずに担当医に相談して診断を受けたうえで、運動療法などの指導をしてもらいましょう。また、うつ傾向が強い場合などは、精神科や心療内科の受診も選択肢の一つです。必要であれば、適切な専門医の紹介を頼んでみましょう。

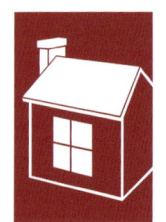

第6章

腰椎椎間板ヘルニア
腰部脊柱管狭窄症

病気に対する正しい知識

常に負担のかかる腰椎は、障害を受けやすい部位です

◎ **背骨は椎骨が積み重なってできています**

背骨は、上体を支えながら、体を伸ばしたりひねったりするなどの動きを可能にする構造をもち、専門的には「脊柱」と呼ばれる骨が積み重なって形成されており、上から頸椎、胸椎、腰椎、仙骨（仙椎）、尾骨に分けられています（129ページ図参照）。

椎骨にはそれぞれ番号がつけられています。腰の部分にあたる腰椎は、全部で5つの椎骨で構成されていて、上から順に、「第1〜第5腰椎」と名づけられています。

脊柱を形成している1個1個の椎骨を見ると、腹側と背中側ではまったく異なる形をしているのがわかります。椎骨は、腹側の円柱形をした「椎体」と、背中側の複雑な形をした「椎弓」から成り立っています（129ページ図参照）。

椎体のうしろのほう、椎弓との間は中空になっていて、椎骨が上下に連なっていくと、中空の部分がつながってトンネル状の管になり、その管が「脊柱管」と呼ばれています（129ページ図参照）。

◎ **椎間板は背骨の関節として働き、衝撃吸収のクッションの役割ももっています**

椎骨と椎骨をつなげているのが、「椎間板」と、椎間板の後方左右にあり椎弓どう

128

背骨の構造はこうなっています

背骨は椎骨が積み重なってできています。背骨の腰の部分は腰椎と呼ばれ、5つの椎骨と椎間板で構成されています。椎骨の腹側の椎体と背中側の椎弓の間は中空になっていて、これが上下につながり脊柱管になります。そのなかを神経が通っています。

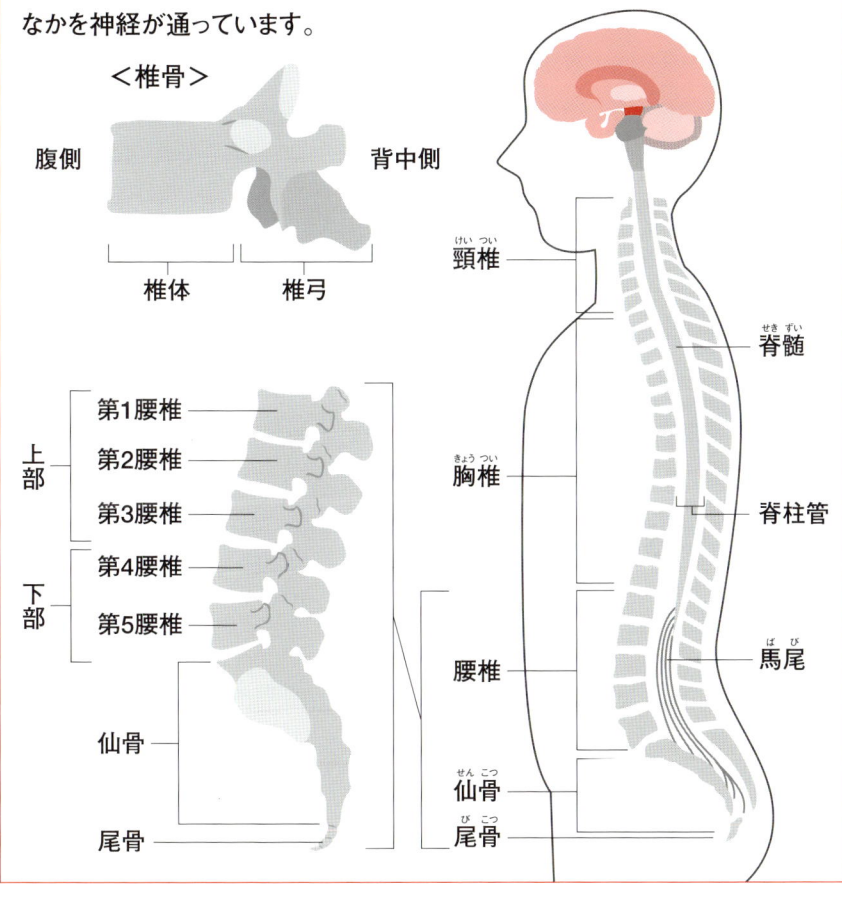

＜椎骨＞
- 腹側
- 背中側
- 椎体
- 椎弓

- 上部
  - 第1腰椎
  - 第2腰椎
  - 第3腰椎
- 下部
  - 第4腰椎
  - 第5腰椎
- 仙骨
- 尾骨

- 頸椎
- 胸椎
- 腰椎
- 仙骨
- 尾骨
- 脊髄
- 脊柱管
- 馬尾

腰椎部分の椎骨、靭帯、神経

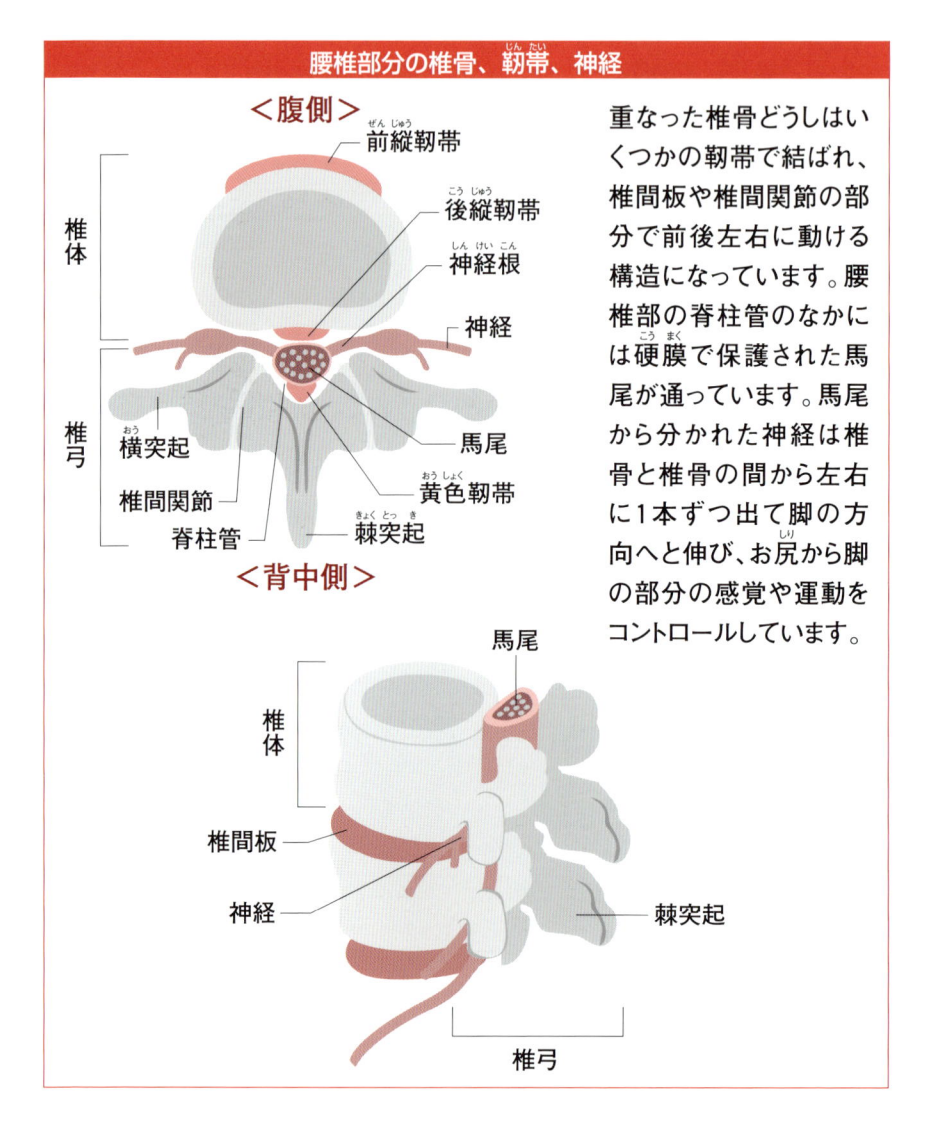

<腹側>
- 前縦靭帯
- 後縦靭帯
- 神経根
- 神経
- 椎体
- 椎弓
- 横突起
- 椎間関節
- 脊柱管
- 馬尾
- 黄色靭帯
- 棘突起

<背中側>

- 馬尾
- 椎体
- 椎間板
- 神経
- 棘突起
- 椎弓

重なった椎骨どうしはいくつかの靭帯で結ばれ、椎間板や椎間関節の部分で前後左右に動ける構造になっています。腰椎部の脊柱管のなかには硬膜で保護された馬尾が通っています。馬尾から分かれた神経は椎骨と椎骨の間から左右に1本ずつ出て脚の方向へと伸び、お尻から脚の部分の感覚や運動をコントロールしています。

椎間板は線維輪と髄核からできています

椎間板は椎骨と椎骨の間にあってクッションの役割をしています。中心部にはゼリー状の髄核があり、周囲をコラーゲン線維の線維輪が囲んでいます。

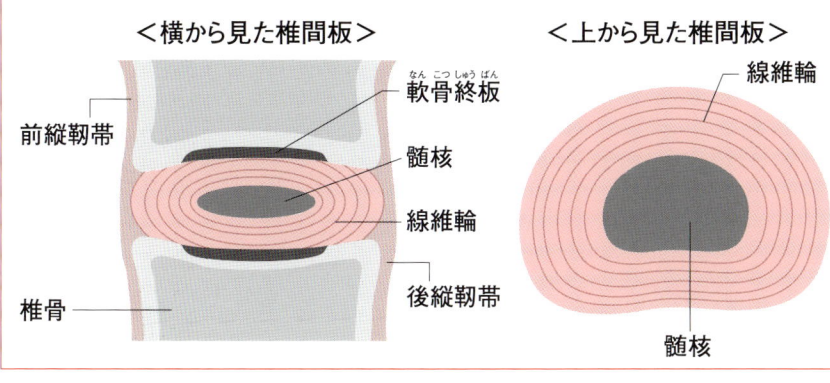

＜横から見た椎間板＞
- 前縦靭帯
- 軟骨終板
- 髄核
- 線維輪
- 後縦靭帯
- 椎骨

＜上から見た椎間板＞
- 線維輪
- 髄核

しが連結している「椎間関節」、各種の靭帯（前縦靭帯、後縦靭帯、黄色靭帯など）です。椎間板と椎間関節は、前後左右に曲がる背骨の関節の役割をもっており、とくに、椎間板は、衝撃をやわらげるクッションの役目も果たしています（130ページ図参照）。

椎間板の中心部には、水分をふくみ粘り気に富むゼリー状の「髄核」があり、その外側は同心円状の層をなす「線維輪」に囲まれています。椎体の上下にはコラーゲン線維からできています。椎間板を覆う形で、「軟骨終板」という厚さ1～2mmの硬い組織があります（上図参照）。

こうした構造によって、背骨は上体を支えながら、体を前後左右に曲げたり、伸ばしたり、ねじったりすることができるわけです。背骨のなかでも、とくに腰椎は、体重の多くを支えているうえに、

◎脊柱管は神経の通り道です

脊柱管のなかには、脳からつながる中枢神経である「脊髄」が通っています。脊髄は、第1腰椎のあたりが末端で、そこから細く枝分かれした神経の束になります。細い神経が集まってちょうど馬のしっぽのような状態になっているので、このように名づけられました（129ページ図参照）。

馬尾から分かれた神経は、腰椎の椎骨と椎骨の間から左右に1本ずつ外に出ていきます。この神経の根元を「神経根」と呼びます（130ページ図参照）。腰椎から出た神経は、お尻から脚を通って足先まで伸びており、それぞれの神経は、お尻から太ももの前面、すねにかけて、あるいはお尻の中央部から太ももの後面、ふくらはぎにかけて、といったように担当する領域が決まっています（133ページ図参照）。

腰椎になんらかの異常がおこって、これらの神経の根元や馬尾に障害が及ぶと、障害を受けた神経の付近だけでなく、その神経が担当している領域にも痛みやしびれなどの症状が現れます。そのため、症状が出ている範囲を調べることで、どの神経に障害がおこっているのかが推測できます。

腰椎から出る神経は担当する領域が分かれています

各腰椎、仙骨の間から脚の方向に向かって1対ずつ神経が出ています。腰椎では第1～第5腰髄神経、5個の仙椎が合わさっている仙骨では第1～第5仙髄神経で、下半身のそれぞれの領域に分かれます。

図は各神経の担当する皮膚感覚の領域で、ある領域の感覚が鈍くなっていれば、そこをコントロールする神経に異常があることが推測できます。

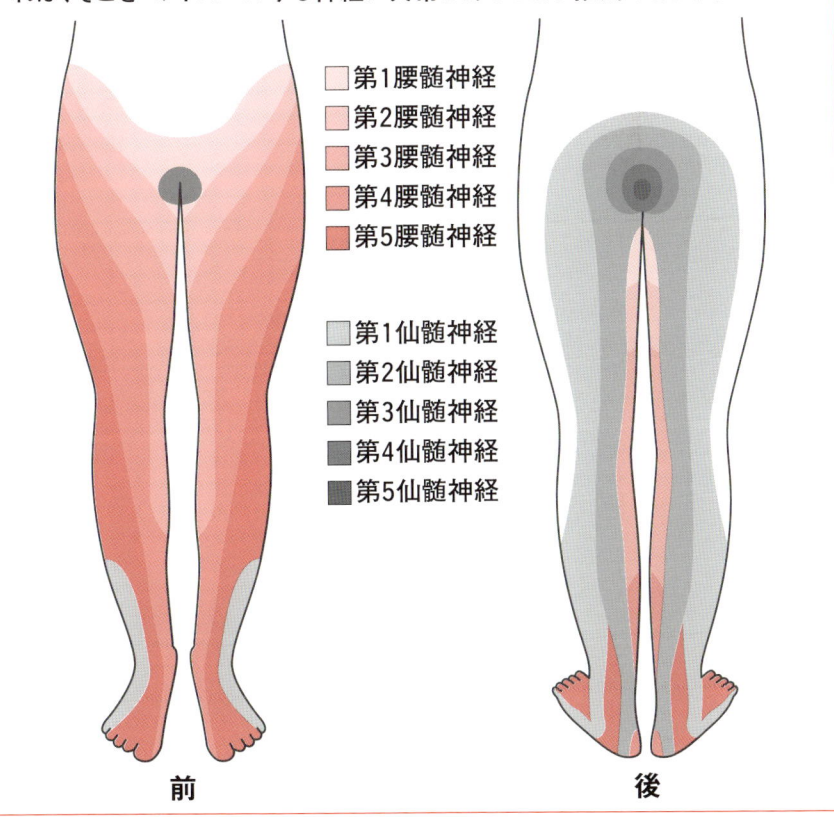

- 第1腰髄神経
- 第2腰髄神経
- 第3腰髄神経
- 第4腰髄神経
- 第5腰髄神経

- 第1仙髄神経
- 第2仙髄神経
- 第3仙髄神経
- 第4仙髄神経
- 第5仙髄神経

前　　　後

腰椎椎間板ヘルニアの原因は椎間板の老化です

◎ 椎間板も年齢とともに老化します

体のほかの器官と同じく、脊柱もまた新陳代謝を繰り返して生まれ変わっており、加齢とともに年をとっていきます。脊柱の場合、老化は椎間板から始まります。椎間板中心部の髄核は若いときには水分に富んだ弾力のある組織ですが、加齢に伴って細胞の代謝が落ち、ふくまれる水分の量が減っていきます。

椎骨には血液が通っていますが、椎間板の髄核には血行がないため、軟骨終板（131ページ図参照）を介して、椎骨との間で浸透圧による代謝が行われています。具体的には、椎間板が押されたときに老廃物が押し出され、ゆるめられたときに酸素や栄養が取り入れられるというしくみになっています。老化によって椎間板の組織が傷んでくると、血行がとぼしいために障害部分が修復されにくくなり、さらに負担を受け続けていると、障害部分が拡大していくと考えられます。

◎ 痛みやしびれなどの症状が現れると、腰椎椎間板ヘルニアと診断されます

髄核の弾力が失われると、外部から圧力を受けたときに髄核の外側にある線維輪にかかる力が大きくなり、線維輪に小さな亀裂が入ります。これらの亀裂は修復されずに残り、放射状の断裂へと移行していきます。この線維輪の切れ目から内部の変性した髄核が飛び出して腰椎椎間板ヘルニアが発生します。

第6章 腰椎椎間板ヘルニア・腰部脊柱管狭窄症 病気に対する正しい知識

神経への圧迫がもとになり症状がおこります

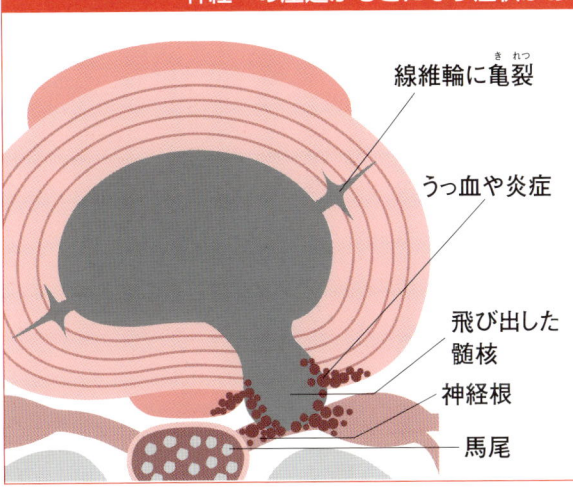

- 線維輪に亀裂（きれつ）
- うっ血や炎症
- 飛び出した髄核
- 神経根
- 馬尾

椎間板の老化で線維輪に亀裂が入り、髄核が飛び出しても、これだけでは症状は現れません。飛び出した髄核が神経根や馬尾を圧迫し、うっ血や炎症がおこって、痛みやしびれなどの症状が出ると、腰椎椎間板ヘルニアと診断されます。

椎間板の変性が進んでいるだけの段階は、画像検査で椎間板が背中側にふくらんできているのが認められても、患者さんは無症状です。ところが、裂けた線維輪から髄核が背中側の脊柱管内や、そのわきの神経根の出口方向に飛び出して、そこを通っている神経根や馬尾（132ページ参照）を圧迫すると、腰痛や脚の痛み、しびれなどの自覚症状が出てきます。

飛び出した髄核によって神経が障害を受け、神経や神経周囲にうっ血や炎症がおこって、痛みやしびれが発生するのが、腰椎椎間板ヘルニアです。

◎ **腰椎椎間板ヘルニアがおこりやすいのは、第4腰椎と第5腰椎の間です**

ヘルニアは髄核のみが飛び出す場合もありますが、髄核の外側にある線維輪が一緒にはみ出すケースも多くみられます。小児や高齢者では、椎体の上下を覆って

いる軟骨終板がはがれて、ともに飛び出すことがあります。
腰椎椎間板ヘルニアがもっとも発生しやすいのは、第4腰椎と第5腰椎の間、次いで第5腰椎と仙骨の間（129ページ図参照）で、両方で全体の90％以上を占めています（※5 144ページ参照）。第4腰椎と第5腰椎の間におこりやすいのは、その位置が腰椎のなかでいちばん動きの多い箇所であり、常に大きな負担がかかるためです。この部分の神経根が坐骨神経とつながっているので、腰椎椎間板ヘルニアでは坐骨神経痛が多くみられます。

◎腰椎椎間板ヘルニアは働き盛りに多くみられます

腰椎椎間板ヘルニアは椎間板の加齢変化が軽度から中等度のときの発生頻度が高いため、20歳代から40歳代の働き盛りの男性に多くみられ、10歳未満の小児や80歳代の高齢者にも発生することがあります（※5 144ページ参照）。

誰にでもおこる可能性のある病気ですが、ある程度は遺伝的要因が関与すると考えられており、家系内に腰痛のある人が多い場合は、かかりやすい傾向にあるといえます。最近の研究では、とくに若年性の腰椎椎間板ヘルニアの患者さんの場合、ほかの家族も腰椎椎間板ヘルニアをおこしている確率が高い傾向があるという調査結果がみられました（※6 144ページ参照）。

腰椎椎間板ヘルニアは、遺伝的要因に、職業や生活上の環境的要因がからみ合って発生するといわれており、重労働や長時間の運転、喫煙なども、関連する可能性があると考えられています（※7、8 144ページ参照）。

COLUMN

ヘルニアはかなりの割合で自然に吸収されることがわかってきました

● MRI検査でヘルニアの縮小が観察できるようになりました

MRI検査で腰椎椎間板ヘルニアの経過観察が可能になり、ヘルニアが時間とともに縮小あるいは消失するということが多数報告されるようになりました。

縮小や消失がおこるのは、異物を取り除こうとする体の免疫反応によって、飛び出した髄核が分解・吸収されるためと考えられています。また、ゆっくりと縮小していくものについては、脱水による変化という推論もあります。

縮小・消失しやすい傾向があるのは、髄核が背中側の靭帯を突き破って大きく飛び出している穿破脱出型や、髄核が靭帯を突き破って飛び出したうえ、一部が離れたところに移動している遊離脱出型です。それに対して、椎間板がふくらんで突出した膨隆型や、軟骨終板をふくむ脱出型の腰椎椎間板ヘルニアでは、縮小はしても、自然に消失する可能性は低いとされています(19ページ参照)。

また、ヘルニアが縮小する場合、脚の痛みはその縮小よりも早く軽くなりますし、ヘルニアが縮小しない場合でも、脚の痛みがなくなる例が多くみられます。そのため、脚の痛みが自然におさまっていくのは、ヘルニアの縮小や消失の影響だけでな

く、障害を受けた神経根の状態が関係すると考えられています。
ヘルニアが消失、あるいは半減するまでの標準的な期間は3カ月程度です(※9 144ページ参照)。MRI検査では1カ月程度で小さくなっていく傾向がわかりますが、痛み自体はもっと早い段階で、一般には1週間程度で軽減してきます。

● 3カ月程度は保存療法でようすをみる治療が主流です

ヘルニアが自然消失する例が多いことがわかってきたため、すぐに手術はしないで、3カ月程度はようすをみるというのが専門医の治療の基本になっています。受診時に激しい腰や脚の痛みがあっても、10日から2週間程度の期間で痛みがおさまっていく場合は、分解・吸収のメカニズムが働いていると考えられます。

3週間程度が経過し、症状の改善傾向が鈍くなった場合でも、飛び出した髄核がゆっくりと小さくなっていく患者さんもいます。著者は、1年以上たってヘルニアが小さくなり脚の痛みが改善した例や、6カ月以上かけてヘルニアが徐々に小さくなり、高度の筋力低下が回復した例も経験しています。痛みやしびれなどの症状が多少残っていても、活動を抑えながら社会生活を続けられるということであれば、手術を急がず、保存療法を続けながらようすをみてもよいのです。

それに対して、仕事やスポーツなどの必要から長時間ようすをみているのがむずかしい患者さんには、手術療法の検討も必要になります。

いつまで保存療法を続けるかは、症状、患者さんの生活や社会的な条件、患者さん本人の意思などを総合的に判断して決定していくことがたいせつです。

ヘルニアの自然縮小を示すMRI画像

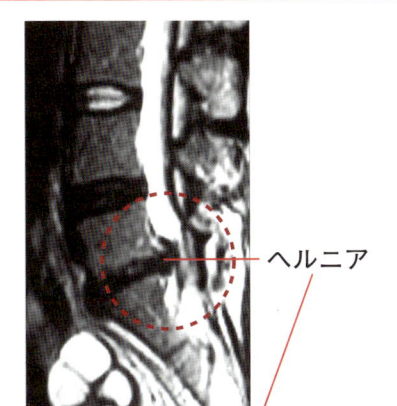

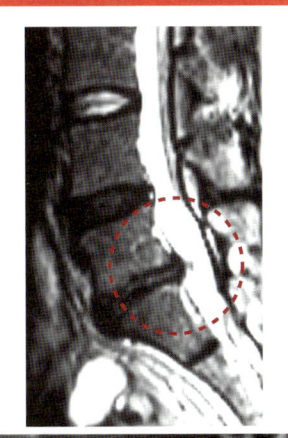

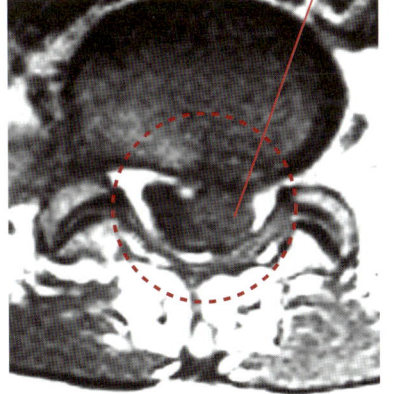

ヘルニア

初診時：脊柱管の前後径の50％以上を占める大きなヘルニアが認められます。

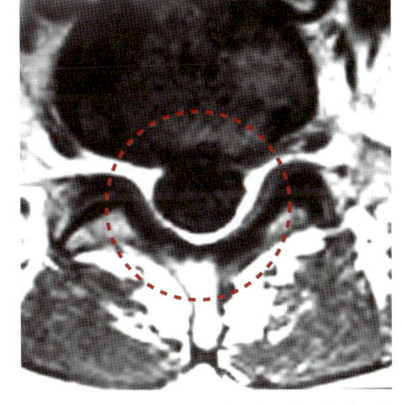

3カ月後の経過観察時：保存療法中に速やかに症状が軽くなり、3カ月後には著しい縮小がみられました。

第6章　腰椎椎間板ヘルニア　腰部脊柱管狭窄症　病気に対する正しい知識

椎間板や骨の変形が進むと腰部脊柱管狭窄症がおこります

◎ 脊柱管の内部が狭くなると、神経を圧迫して痛みやしびれなどの症状が現れます

老化によって椎間板の変性が進み、しだいにつぶれて椎骨の間から脊柱管方向に突き出すと、脊柱管の内部が狭くなります。

椎骨と椎骨の間にあってクッションの役目を果たしていた椎間板が変形すると、椎骨への力のかかり方が変化し、椎間関節にも無理な力が加わるようになって、この部分でも変形が進行します。椎骨どうしはしだいに不安定になり、ときにずれてくることもあります。

椎間板や椎間関節の変形がさらに進んでいくと、椎体や椎弓に骨棘という棘のような骨の出っ張りができたり、不安定になった椎間関節が面積を増やそうとして異常な形で大きくなったり、椎間が詰まってくるために靱帯が厚くなったりたわんだりして脊柱管にせり出し、脊柱管はさらに狭くなっていきます。

椎間板が全体につぶれてしまうと、椎骨は連結されたようになって安定する一方で、脊柱管はいっそう狭くなるために、脊柱管内を通っている馬尾や神経根などが圧迫されてうっ血や炎症をおこし、痛みやしびれ、歩きにくさなどの症状が現れるようになります。こうして腰部脊柱管狭窄症がおこります。

椎骨の変形が脊柱管を狭くしていきます

椎間板の老化が進むと椎骨に無理な力が加わるようになり、椎骨や靱帯に変形がおこります。それにつれて脊柱管が狭くなっていき、やがて神経を圧迫するようになります。

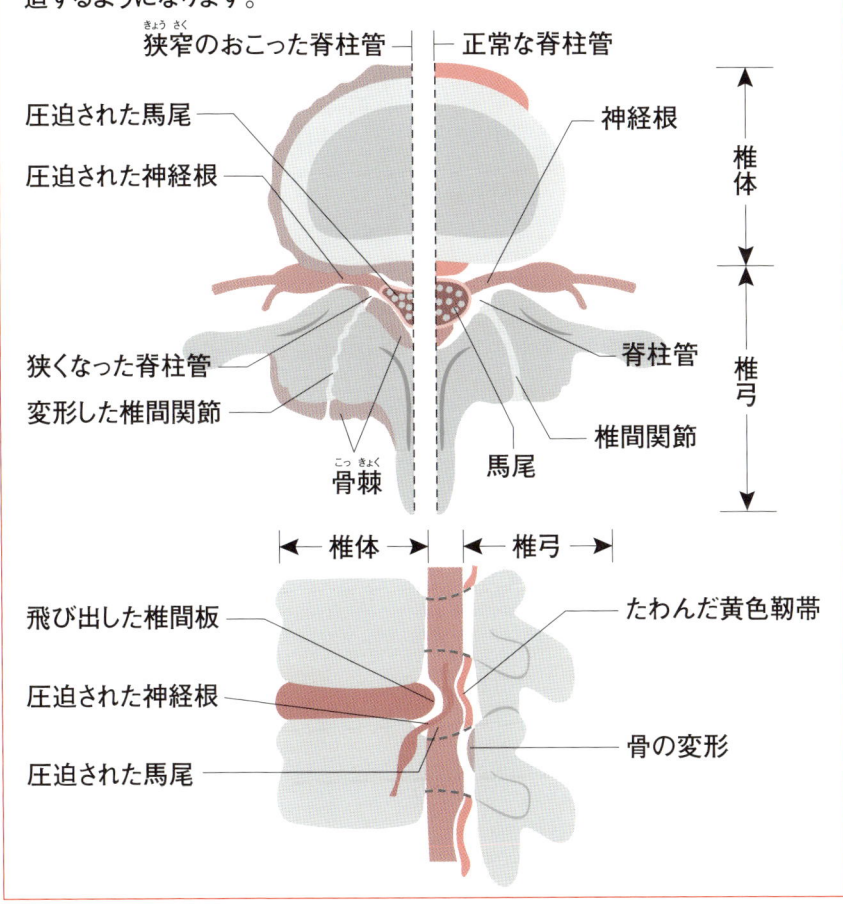

狭窄のおこった脊柱管 ／ 正常な脊柱管

- 圧迫された馬尾
- 圧迫された神経根
- 狭くなった脊柱管
- 変形した椎間関節
- 骨棘（こっきょく）

- 神経根
- 脊柱管
- 椎間関節
- 馬尾

椎体／椎弓

←椎体→ ←椎弓→

- 飛び出した椎間板
- 圧迫された神経根
- 圧迫された馬尾
- たわんだ黄色靱帯
- 骨の変形

背中を反らせると症状が強くなります

うしろに反ると痛みが強くなり、前かがみになると楽になるのが、腰部脊柱管狭窄症の特徴です。これは背骨が反ると脊柱管が狭くなって神経への圧迫が強くなり、前かがみになると広くなって神経への圧迫がゆるむためです。

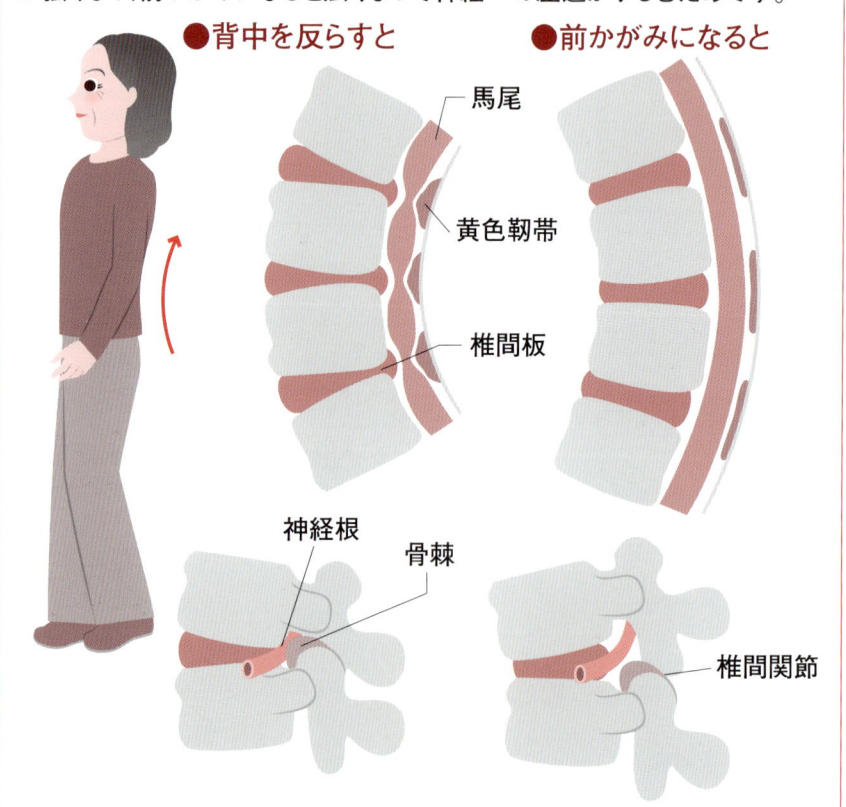

●背中を反らすと　　●前かがみになると

馬尾
黄色靱帯
椎間板
神経根
骨棘
椎間関節

背骨を反らすと、椎間関節わきの神経の出口も狭くなります。椎間関節付近に増殖した骨棘に、神経根が圧迫されて症状が出ます。

第6章 腰椎椎間板ヘルニア・腰部脊柱管狭窄症 病気に対する正しい知識

◎高齢人口の増加とともに増えることが予想されます

　腰部脊柱管狭窄症がおこるのは、脊柱管が生まれつき狭いことも関係していますが、その多くは、加齢による腰椎の老化が原因です。それに加えて、農作業のような腰に負担のかかる仕事や、激しくぶつかり合う種類のスポーツなどの影響も考えられています。

　腰部脊柱管狭窄症の患者さんには、腰椎椎間板ヘルニアの診断を一度も受けたことがないのに、検査で椎間板が飛び出しているケースが多くみられます。椎間板や椎骨の変性が徐々に進んでいく過程で、自覚症状がないままに過ごし、さらに進行すると腰部脊柱管狭窄症になるという、加齢変化による一連の流れが認められます。

　そのため、椎間板や椎骨の変性が進んだ、60歳代ころから腰部脊柱管狭窄症をおこす患者さんが現れ始め、70〜80歳代で患者さんの数が多くなります。今後は、高齢人口の増加とともに、患者さんが増えていくと考えられています。

参考文献

（※5）桐田良人：腰痛症・診断（高位診断を中心とした臨床診断について）．あすへの整形外科展望 '75, 金原出版, 東京, 132-145, 1975
【概要】
手術を行った腰椎椎間板ヘルニア1216例の報告。男女の割合は男性933例、女性283例でその比は3.3：1でした。年齢は20歳代が37.9%、30歳代が27.5%、40歳代が17.0%と、20～40歳代が8割以上を占めていました。また、発生部位は第4腰椎と第5腰椎の間が55.6%と過半数を占め、次いで第4腰椎と第5腰椎の間および第5腰椎と仙骨の間が19.6%、第5腰椎と仙骨の間が15.0%となっていました。

（※6）Matsui H, Terahata N, Tsuji H et al：Familial predisposition and clustering for juvenile lumbar disc. Spine 17：1323-1328, 1992
【概要】
18歳以下で手術を行った腰椎椎間板ヘルニアの患者さん40例と、それらの患者さんと年齢・性別を一致させた対照群120例について、各家族の腰椎椎間板ヘルニアの有病率を調査しました。その結果、患者さんの家族内には、対照群と比較して腰椎椎間板ヘルニアにかかっている人が多いことがわかりました。

（※7）Heliovaara M：Occupation and risk of herniated lumbar intervertebral disc or sciatica leading to hospitalization. J Chron Dis 40：259-264, 1987
【概要】
入院が必要だった腰椎椎間板ヘルニアの患者さん592例のメタ分析。男女それぞれについて、職業と腰椎椎間板ヘルニア発症との関連について分析しました。その結果、男性では重労働者や運転手が発症しやすく、女性では精力的に仕事をしている人が発症しやすいことがわかりました。

（※8）Kelsey JL, Githens PB, O'Conner T et al：Acute prolapsed lumbar intervertebral disc. An epidemiologic study with special reference to driving automobiles and cigarette smoking. Spine 9：608-613, 1984
【概要】
20～64歳の腰椎椎間板ヘルニアの患者さん325例の疫学調査。30歳代の有病率が高く、発症部位は第4腰椎と第5腰椎の間と、第5腰椎と仙骨の間がほとんどでした。また、車を長時間運転するほど腰椎椎間板ヘルニアの発症リスクが高くなることと、タバコを1日に10本吸うと発症リスクが約20%上がることがわかりました。

（※9）Komori H, Shinomiya K, Nakai O et al：The natural history of herniated nucleus pulposus with radiculopathy. Spine 21：225-229, 1996
【概要】
18～86歳の腰椎椎間板ヘルニアの患者さん77例に対して保存療法を行い、経過を観察しました。その結果、45%の患者さんに髄核の縮小または消失がみられ、そのうちの46%は初回のMRI撮影後3カ月以内に変化が認められました。

第7章

腰椎椎間板ヘルニア
腰部脊柱管狭窄症

これだけは聞いておきたい治療のポイントQ&A

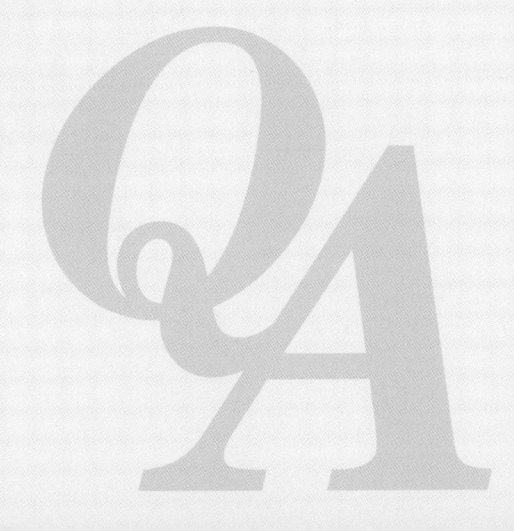

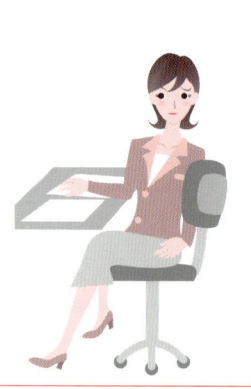

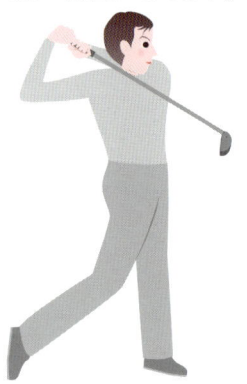

Q 腰椎椎間板ヘルニアとぎっくり腰とは違うのですか。

A 突然、腰に強い痛みがおこる急性腰痛の代表が、いわゆる「ぎっくり腰」です。痛みが生じる誘因となるのは、重いものを持ち上げたり、かがんだり、腰をひねったりといった、ちょっとした動作であることが多く、とくに思い当たるような誘因がなくおこる場合もあります。

ぎっくり腰の痛みの原因は、椎間関節のねんざや靭帯の軽度の損傷、腰の筋膜の肉離れ、椎間板の線維輪の小さな亀裂などによるものと考えられています。

ぎっくり腰がおこると、痛みのためにほとんど動けなくなる場合もありますが、しばらく安静を保っているうちに痛みは徐々に軽くなり、軽症の場合は数日でおさまっていきます。

ぎっくり腰は、ちょっとした動作が引き金となっておこります

立ったまま靴下をはく、急に振り向く、ゴルフのスイング、そのほかせきやくしゃみ、重いものを持ち上げるなどの動作が、ぎっくり腰の誘因になります。

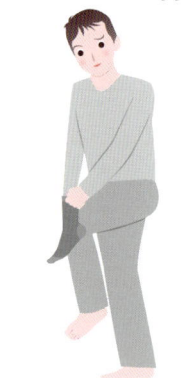

第7章 腰椎椎間板ヘルニア／腰部脊柱管狭窄症 これだけは聞いておきたい治療のポイントQ&A

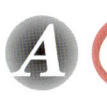

Q 20歳代でも腰椎椎間板ヘルニアになりますか。

腰椎椎間板ヘルニアは、20歳代でもおこる病気で、20歳以下から高齢者まで幅広い年齢にみられます。とくにおこりやすい年齢についての大規模な調査結果はまだありませんが、手術で腰椎椎間板ヘルニアを確認した複数の報告から類推すると、20歳代から40歳代に発症しやすく、女性よりも男性に多い傾向がみられました。

腰椎椎間板ヘルニアの手術を受けた若年の患者さんを調べた近年の研究によると、家族も腰椎椎間板ヘルニアの変性を原因とする痛みを経験している割合が高いことがわかってきました。こうした報告から、発症には、ある程度、遺伝的な要因がかかわっていると推測されています。とくに、10歳代の若年性の腰椎椎間板ヘルニアでは、その傾向が明らかであると考えられています。

A

治療には、軟らかいタイプのコルセットを着用する保存療法や、痛みを鎮める非ステロイド性消炎鎮痛薬、湿布剤や塗り薬などが用いられます。

ただし、急な強い腰の痛みは、腰椎椎間板ヘルニアやほかの腰椎疾患、内臓疾患などでも症状として現れることがあります。どんな姿勢をとっても痛い、また、痛みに加えて発熱、冷や汗といった症状がみられる場合は、できるだけ早く整形外科を受診してください。

Q 坐骨神経痛といわれましたが、これはどんな病気ですか。

A 「坐骨神経痛」は、病気の名前ではなく、症状の名前です。腰椎椎間板ヘルニアや腰部脊柱管狭窄症では、神経にかかわる症状が多くみられ、そのもっとも代表的な症状が、お尻から太もものうしろ、ふくらはぎやすねの外側に痛みやしびれが出る坐骨神経痛です。

坐骨神経というのは、腰椎の下のほうから出ている複数の神経根が集まって構成され、お尻から太もものうしろ側を通って足の甲、裏、足先まで伸びる神経の名称です。この神経の根元の神経根がどれか1つでも障害を受けると、神経の通り道に沿って痛みやしびれが出ます。

もちろん坐骨神経そのものに腫瘍ができたり、坐骨神経の通る骨盤に腫瘍や炎

坐骨神経は脚の感覚や運動にかかわっています

坐骨神経が障害を受けると、お尻から太もものうしろ、ふくらはぎやすねの外側に、痛みやしびれが出ます。

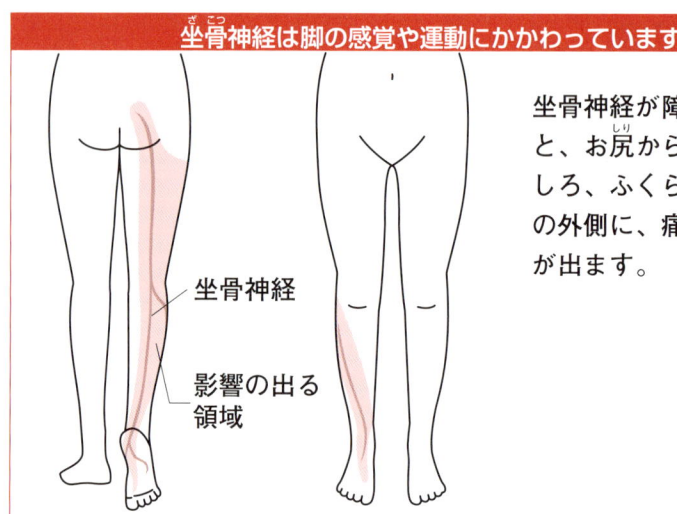

坐骨神経
影響の出る領域

第7章 腰椎椎間板ヘルニア 腰部脊柱管狭窄症 これだけは聞いておきたい治療のポイントQ&A

Q 手術がもっとも効果の高い治療法ですか。それなら早めに受けたいのですが。

A 症があったりしても、同様の症状がおこります。このように、腰椎椎間板ヘルニアと腰部脊柱管狭窄症以外にも、坐骨神経痛が現れる数多くの病気があるので、「坐骨神経痛です」といわれ、腰の治療をしても症状が続くようであれば、腰椎以外に病気がないか原因を探す必要があります。

腰椎椎間板ヘルニアの治療の原則は、手術を行わない保存療法（34ページ参照）です。腰椎椎間板ヘルニアと診断された患者さんのほとんどが、手術をしなくても数週間から3カ月ほどで痛みが改善し、ふつうの生活に戻ることができます。その理由の1つは、飛び出した髄核(ずいかく)がときとともに小さくなって、吸収されるものがあるからです。この場合はMRI検査によって、患部の消失が確認できます。症状もなくなり、再発の心配もないので、手術の必要はありません（※9 144ページ参照）。

保存療法によって症状が改善する理由のもう1つは、飛び出した髄核の大きさはそのままでも、痛みのもとになっていた神経根のうっ血や炎症がおさまるために、痛みがなくなっていくというものです。残念ながら、これは神経根を圧迫する原因自体がなくなったわけではないので、再発の可能性は否定できません。スポーツを再開した場合など、しばらくして再発することもあります。その際には、また保存療法でようすをみるのか、手術を行うのかについて、担当医に相談してください。

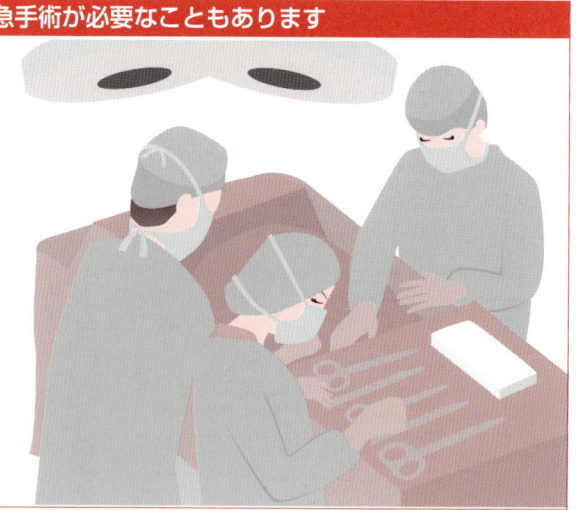

ただし、腰椎椎間板ヘルニアの発症早期であっても緊急手術を要する場合があります。膀胱や直腸にかかわる神経に障害がおこって排尿や排便に支障が出る膀胱直腸障害や、神経のまひによって脚の筋力が著しく低下している場合です。

腰部脊柱管狭窄症では、腰椎椎間板ヘルニアと同様に、膀胱直腸障害や、強い筋力の低下がある場合は、すぐに手術が行われます。それ以外は、保存療法（80ページ参照）が原則です。

しかし、保存療法を2～3カ月続けても効果がなく、50m以上続けて歩けない、立っていられない、そのほか日常の生活や仕事に支障が出てきた場合には手術を検討します。早めに手術を行う必要があるかどうかについては、担当医によく相談することがたいせつです。

手術をするかしないかについては、内臓のがんの手術などと異なり、患者さん

緊急手術が必要なこともあります

腰椎椎間板（ようついついかんばん）ヘルニアも、腰部脊柱管狭窄症（ようぶせきちゅうかんきょうさくしょう）も、保存療法が基本です。ただし、神経の障害が進行して、放置すると回復がむずかしくなる場合は、緊急手術が行われます。

第7章 腰椎椎間板ヘルニア／腰部脊柱管狭窄症 これだけは聞いておきたい治療のポイントQ&A

Q 手術のうまいお医者さんはどうやってみつければよいですか。

A 日本脊椎脊髄病学会では、指導医制度を作り、同学会が認定した治療経験豊富な「脊椎脊髄外科指導医」を公開しています。

下記の同学会ホームページの「指導医リスト」から、探したい地域を検索すると、指導医の氏名、所属医療機関などを調べることができます。

http://www.jssr.gr.jp/

また、日本整形外科学会では、実技試験を受けて資格を取得した「脊椎内視鏡下手術・技術認定医」の制度も作り、公開しています。「脊椎内視鏡下手術・技術認定医」は、下記の同学会ホームページの「専門医をさがす」内の「認定医名簿」から、探したい地域を検索すると、氏名、所属医療機関などを調べることができます。

http://www.joa.or.jp/

また、本書巻末の「専門医のいるおもな施設リスト」も参照してください。

上の生活上の必要性に合わせて個別に判断することになります。たとえば、外を歩き回る仕事で、スポーツも続けたいということであれば、本人の希望により早期に手術をするという判断もできます。それに対して、家のなかで過ごすことが多く、それほど不便を感じていないし、腰痛もがまんできる範囲ということであれば、当面、手術はせずに経過をみてもよいでしょう。

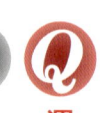

Q 運動療法を勧められていますが、症状がぶり返しそうで怖いです。

A 腰椎椎間板ヘルニア（自然消失ではない例）、腰部脊柱管狭窄症ともに、手術を行わず、保存療法によって症状が落ち着いていても、再発の可能性がないとはいえません。運動療法によってどのくらいの確率で症状がぶり返すのかについての正確なデータ、あるいは、症状をぶり返さない運動療法の明確な基準はないのが実情です。

ただし、経験上、次のような運動療法の進め方が望ましいとされています。

腰椎椎間板ヘルニアでは、椎間板の水分が減りクッション機能が低下しています。衝撃をやわらげる働きや背骨の前後左右のなめらかな動きが妨げられることになり、腰への負担が増加します。これを軽減するには、腹筋・背筋の筋力を強化する必要があります。また、ハムストリングス（太ももの裏側の筋肉）が硬い人も多いので、ストレッチによって柔軟性を保つこともたいせつです。腰への負担が少ないやり方を紹介していますので（56〜57ページ図参照）、参考にしてください。

腰部脊柱管狭窄症では、少し前かがみの姿勢をとると脊柱管が広くなり、痛みがやわらぐことが知られています。逆に、うしろに反りぎみの姿勢は脊柱管をさらに狭くして神経を圧迫することになってしまいます。ハムストリングスが柔軟性に欠けると反りぎみの姿勢になってしまいがちなので、ストレッチが必要です。また、片側の脚に痛みやしびれがある場合、痛みのある側とは逆側に前屈すると痛みなどの症状を軽減する効果があります（102ページ参照）。また、自転車こぎも有効なので、サ

第7章 腰椎椎間板ヘルニア／腰部脊柱管狭窄症　これだけは聞いておきたい治療のポイントQ&A

イクリングや室内のエアロバイクが勧められます。

歩くこと（ウオーキング）は、もっとも手軽な運動療法ともいえますが、腰部脊柱管狭窄症の患者さんは、無理をしないようにしてください。年齢的に、糖尿病や肥満などほかの生活習慣病を発症している人も多く、ウオーキングを勧められているかもしれません。しかし、間欠跛行（はこう）がある場合、決して無理をしてはいけません。つらくて休憩が必要であるのにがまんして歩くと、傷んだ神経が元に戻らなくなって、神経のまひによる高度の筋力低下をおこす危険があります。休みながら無理なく歩ける範囲でこま切れに歩くようにしましょう。

いずれにしても、大事にしすぎて脚や腰を動かさない生活を続けていると、高齢であればあるほど治療中に低下した筋

運動はたいせつですが、無理をしてはいけません

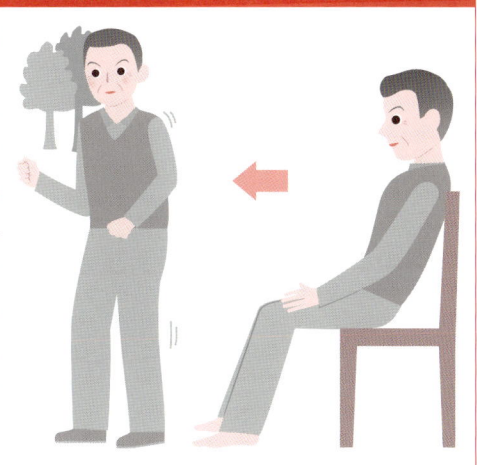

いつもじっとしていては筋力の低下を招きます。そこで手軽な運動のウオーキングを始めることも多いのですが、腰部脊柱管狭窄症の患者さんの場合、無理は禁物です。痛みをがまんして歩き続けると神経の障害が悪化してしまう危険があるので、休み休みこま切れに歩きましょう。

Q 鍼や整体、指圧の効果は認められていますか。

A 腰痛に対しては、鍼、灸、あん摩、マッサージ、指圧、柔道整復、整体、カイロプラクティックなど、さまざまな施術が行われています。患者さんのなかには、これらの施術によって、症状が楽になったという方もいらっしゃいます。深刻な力をとり戻せなくなりますし、腰周辺の筋肉が硬くなり、かえって症状を再発させる要因になります。担当医の指導に基づき、ストレッチを十分にすること、痛みのない程度で腹筋や背筋を鍛え、最低限背骨の動く範囲を狭めないようにすることを心がけましょう。上手にこうした運動療法を続ければ、症状をぶり返すことなく、むしろ再発予防に役立てることができます。

痛みが出たら、まず整形外科を受診しましょう

○○整形外科

鍼、灸、指圧などを気持ちよく受けるためにも、まず整形外科を受診して診断を受けるようにしてください。

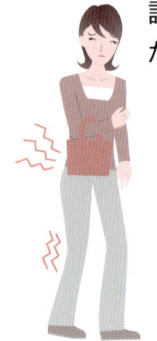

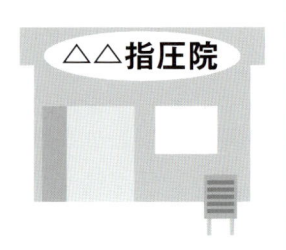

△△指圧院

第7章 腰椎椎間板ヘルニア／腰部脊柱管狭窄症 これだけは聞いておきたい治療のポイントQ&A

Q パパイヤ療法とは、どんな治療法ですか。

A パパイヤの樹液からとれるたんぱく質分解酵素キモパパインを注入して、髄核の一部を溶かすという腰椎椎間板ヘルニアの治療法です。アレルギーをおこすことがあり、アレルギーによる死亡例もあったことから、日本では認められていません。

ものでなければ、効果が認められる場合もあるようです。整形外科では、そうした施術の効果を否定するものではありませんが、実際には、その有効性についてのまとまった研究報告はまだなく、今後の課題といえます。

ただ、腰痛の原因としては、腰椎椎間板ヘルニアや腰部脊柱管狭窄症といった病気だけでなく、がんの脊椎転移や脊椎炎などの重い病気が隠れていることもあります。そうした診断ができるのは、やはり医療機関です。

正確な診断を受けたうえで、いろいろな施術を試してみたいときには担当医に相談してみるとよいでしょう。

EBMシリーズ刊行にあたって

編者　福井次矢（聖路加国際病院院長）

厳しい条件を満たしてはじめてガイドラインと呼ぶことができます

1991年に発表されたたった1ページの論文を皮切りに、EBM（科学的根拠に基づく医療）という考え方は、あっという間に欧米の医学・医療界に広まりました。EBMというのは、医師が診療をしていくなかで「かぜの患者さんに抗菌薬は本当に効くのだろうか？」といった疑問点が出てきたときに、そうした疑問点一つひとつについて、それまでに世界中で発表された医学論文を余すところなく検索し、そのなかで内容がもっとも信頼できると考えられる論文の結論（これがいわゆる科学的なエビデンスとなります）を知ったうえで診療を行おうとするものです。

欧米での普及に少し遅れて、日本においても90年代半ばからEBMは急速に注目されはじめ、わが国にも非常に大きな影響と変化をもたらしました。そのような大きな変化のひとつが、EBMの手法に基づくガイドラインの作成が促されたことでしょう。今も、多くの病気についてガイドラインが新たに作成されたり、数年ごとの改訂が続けられたりしています。

現在、われわれが「ガイドライン」と呼ぶものは、EBMの手法に基づいて作成の手順が厳密に決められたものであり、多くの必要な条件が吟味され、それを満たしていなけれ

ばなりません。

しかし、EBMに対してはちょっとした誤解があるようです。それは、EBMとは治療法を選択するにあたって、エビデンスのあるなしだけが重視される医療であるといった考え方です。科学的なエビデンスについては確かに信頼度を測る尺度が示されていますが、だからといって、必ずしも信頼度の高い根拠がないから、その治療法を行わないということにはなりません。本来、根拠という言葉には、科学的根拠とともに、医師の経験、患者さんの価値観や考えという要素も含まれています。つまり、EBMとは、一人の患者さんと一人の医師がコミュニケーションをとりながら、そうした複数の根拠を総合的に検討して、治療法を決定していく医療をめざしています。

医療の格差をなくすことと目の前の一人の患者さんを癒すこと

EBMは、同じ病気であっても、受診する病院やかかった医師によって治療法や使う薬が違ったり、実は治るものが治らなかったりといった医療上の格差をなくすものとして普及してきた面があります。

診療のガイドラインを作る目的も、どんな病院であろうとどんな医師であろうと、一定の方法で診療を進めることができれば、患者さんが受ける医療の質があるレベル以上に保たれるからです。しかし、それは、どんな患者さんであろうと型どおりの医療を進めましょう、型にはまった決まりきった治療をしましょう、ということではありません。

たとえ、ある治療法がガイドラインで推奨されていたとしても、医師はそれに必ずしたがわなくてはいけないということではないのです。医師が診療にあたるときは、目の前に

科学的な手法と医師の経験を統合した「正しい」治療がわかる本

本シリーズでは、EBMという考え方の本質を理解し、科学的な手法を熟知しながら、患者さんの立場に立って日々の診療にあたっていらっしゃる医師のみなさんを著者に迎え、ある一つの病気について、治療法を紹介してもらうことにしました。最新の科学的根拠を踏まえたうえで、自分の経験を生かしながら、現在、最善最良と思える治療の実際を解説していただいています。

もちろん、すべての患者さんにこの治療法が当てはまるというものではありませんが、患者さん一人ひとりが、自分の受けている治療法の妥当性を考えるひとつの目安として、役立てていただけるのではないかと思っています。

医療の場においては、医師が主役ではありません。医師の役目は、自分たちが学んできた専門的な知識と技術をもって、患者さんの意思決定（どのような医療を受けたいか）を助けることです。患者さんが、疑問は疑問として、要望は要望として、自分の言葉で情報を発信し、医師と情報を交換し合うことが日本の医療では、まだまだ遅れているように感じます。医師と患者さんのよりよいコミュニケーションを願いつつ、本シリーズが、患者さんの積極的な医療への参加を支える一助となれば幸いです。

いる一人の患者さんと向き合い、その患者さんを身体的にも精神的にもよく理解したうえで、ある治療法を選んでいいのか、それとも違う治療法を選ぶべきなのか、その患者さんにとって最良の治療法は何なのかを常に考えています。

そうした検討をしやすくするための叩き台、目安がガイドラインであるといえます。

地域	施設名・所在地・代表電話番号
熊本県	中村整形外科 熊本市　TEL：096-323-7770
	成尾整形外科病院 熊本市　TEL：096-371-1188
	九州記念病院 熊本市　TEL：096-383-2121
	熊本労災病院 八代市　TEL：0965-33-4151
	荒尾市民病院 荒尾市　TEL：0968-63-1115
	済生会みすみ病院 宇城市　TEL：0964-53-1611
	吉野整形外科 宇土市　TEL：0964-22-6000
大分県	大分赤十字病院 大分市　TEL：097-532-6181
	大分整形外科病院 大分市　TEL：097-552-5151
	明野中央病院 大分市　TEL：097-558-3211
	永富記念病院 大分市　TEL：097-548-7733
	松山整形外科クリニック 大分市　TEL：097-524-3551
	山田整形外科クリニック 大分市　TEL：097-567-1118
	杵築市立山香病院 杵築市　TEL：0977-75-1234
	大分大学医学部附属病院 由布市　TEL：097-549-4411
宮崎県	県立宮崎病院 宮崎市　TEL：0985-24-4181
	社会保険宮崎江南病院 宮崎市　TEL：0985-51-7575
	野崎東病院 宮崎市　TEL：0985-28-8555
	ひらかわ整形外科クリニック 宮崎市　TEL：0985-28-8220
	宮崎大学医学部附属病院 宮崎市　TEL：0985-85-1510
	橘病院 都城市　TEL：0986-23-7236
	整形外科前原病院 小林市　TEL：0984-23-1711
鹿児島県	整形外科米盛病院 鹿児島市　TEL：099-226-3232
	鹿児島大学病院 鹿児島市　TEL：099-275-5111
	鹿児島赤十字病院 鹿児島市　TEL：099-261-2111
	今給黎総合病院 鹿児島市　TEL：099-226-2211

地域	施設名・所在地・代表電話番号
鹿児島県	南風病院 鹿児島市　TEL：099-226-9111
	整形外科三愛病院 鹿児島市　TEL：099-252-6622
	前田病院 鹿児島市　TEL：099-256-2000
	貴島整形外科 鹿児島市　TEL：099-250-8100
	わきだ整形外科 鹿児島市　TEL：099-269-2271
	酒匂クリニック 霧島市　TEL：0995-43-8660
	やなせ整形外科 姶良市　TEL：0995-67-7100
	新門整形外科 薩摩川内市　TEL：0996-21-1661
沖縄県	那覇市立病院 那覇市　TEL：098-884-5111
	大浜第一病院 那覇市　TEL：098-866-5171
	きせ整形外科 那覇市　TEL：098-858-8898
	沖縄協同病院 那覇市　TEL：098-853-1200
	豊見城中央病院 豊見城市　TEL：098-850-3811
	中頭病院 沖縄市　TEL：098-939-1300
	琉球大学医学部附属病院 中頭郡西原町　TEL：098-895-3331
	ハートライフ病院 中頭郡中城村　TEL：098-895-3255
	南部徳洲会病院 島尻郡八重瀬町　TEL：098-998-3221

脊椎脊髄病の専門医のいるおもな施設リスト

地域	施設名・所在地・代表電話番号
福岡県	福岡市立こども病院・感染症センター 福岡市中央区　TEL：092-713-3111
	あべ整形外科クリニック 福岡市中央区　TEL：092-522-0332
	広橋整形外科 福岡市中央区　TEL：092-712-1454
	佐田病院 福岡市中央区　TEL：092-781-6381
	福岡整形外科病院 福岡市南区　TEL：092-512-1581
	福岡赤十字病院 福岡市南区　TEL：092-521-1211
	九州中央病院 福岡市南区　TEL：092-541-4936
	福岡リハビリテーション病院 福岡市西区　TEL：092-812-1555
	上平川整形外科医院 福岡市早良区　TEL：092-833-5550
	久留米大学病院 久留米市　TEL：0942-35-3311
	新古賀病院 久留米市　TEL：0942-38-2222
	さがら整形外科 久留米市　TEL：0942-78-6889
	角田整形外科 飯塚市　TEL：0948-29-3388
	総合せき損センター 飯塚市　TEL：0948-24-7500
	今里整形外科クリニック 八女市　TEL：0943-23-7715
	あさかわ整形外科クリニック 筑後市　TEL：0942-51-7339
	大橋整形外科クリニック 筑後市　TEL：0942-51-7001
	おおみや整形外科 行橋市　TEL：0930-28-0038
	石橋整形外科クリニック 宗像市　TEL：0940-32-1780
	かい整形外科医院 古賀市　TEL：092-943-2411
	福岡青洲会病院 糟屋郡粕屋町　TEL：092-939-0010
	高木整形外科皮膚科医院 糟屋郡粕屋町　TEL：092-938-2310
	村尾医院 京都郡苅田町　TEL：093-434-0118
佐賀県	佐賀県立病院好生館 佐賀市　TEL：0952-24-2171
	岸川整形外科 佐賀市　TEL：0952-25-1351
	ごとう整形外科皮ふ科クリニック 佐賀市　TEL：0952-23-7100

地域	施設名・所在地・代表電話番号
佐賀県	田中病院 佐賀市　TEL：0952-23-2640
	中尾整形外科 佐賀市　TEL：0952-22-0702
	佐賀記念病院 佐賀市　TEL：0952-31-7771
	国立病院機構佐賀病院 佐賀市　TEL：0952-30-7141
	唐津赤十字病院 唐津市　TEL：0955-72-5111
長崎県	長崎大学病院 長崎市　TEL：095-819-7200
	長崎原爆病院 長崎市　TEL：095-847-1511
	長崎市立市民病院 長崎市　TEL：095-822-3251
	上戸町病院 長崎市　TEL：095-879-0705
	三菱重工業長崎造船所病院 長崎市　TEL：095-828-4823
	長崎労災病院 佐世保市　TEL：0956-49-2191
	増田整形外科医院 佐世保市　TEL：0956-24-0056
	島原整形外科西村クリニック 島原市　TEL：0957-62-0888
	菅整形外科病院 諫早市　TEL：0957-23-2388
	貞松病院 大村市　TEL：0957-54-1161
	谷口整形外科 大村市　TEL：0957-48-6677
	橋口整形外科医院 大村市　TEL：0957-55-8739
	かも整形外科医院 対馬市　TEL：0920-52-7060
	長崎百合野病院 西彼杵郡時津町　TEL：095-857-3366
熊本県	国立病院機構熊本医療センター 熊本市　TEL：096-353-6501
	熊本機能病院 熊本市　TEL：096-345-8111
	熊本大学医学部附属病院 熊本市　TEL：096-344-2111
	熊本整形外科病院 熊本市　TEL：096-366-3666
	熊本市立熊本市民病院 熊本市　TEL：096-365-1711
	熊本中央病院 熊本市　TEL：096-370-3111
	寺尾病院 熊本市　TEL：096-272-0601

地域	施設名・所在地・代表電話番号	地域	施設名・所在地・代表電話番号
山口県	山陽小野田市立山陽市民病院 山陽小野田市　TEL：0836-72-1121	愛媛県	愛媛労災病院 新居浜市　TEL：0897-33-6191
徳島県	徳島市民病院 徳島市　TEL：088-622-5121		愛媛大学医学部附属病院 東温市　TEL：089-964-5111
	徳島大学病院 徳島市　TEL：088-631-3111		愛媛十全医療学院附属病院 東温市　TEL：089-966-5011
	徳島県立中央病院 徳島市　TEL：088-631-7151	高知県	国立病院機構高知病院 高知市　TEL：088-844-3111
	徳島健生病院 徳島市　TEL：088-622-7771		高知赤十字病院 高知市　TEL：088-822-1201
	城東整形外科内科 徳島市　TEL：088-654-5022		高知医療センター 高知市　TEL：088-837-3000
	正木整形・リハビリクリニック 徳島市　TEL：088-636-3111		ハンズ高知フレッククリニック 高知市　TEL：088-885-5800
	健康保険鳴門病院 鳴門市　TEL：088-683-0011		田中整形外科病院 高知市　TEL：088-822-7660
	徳島赤十字病院 小松島市　TEL：0885-32-2555		高知大学医学部附属病院 南国市　TEL：088-866-5811
	小松島リハビリテーションクリニック 小松島市　TEL：0885-33-2805		野市中央病院 香南市　TEL：0887-55-1101
	こまつばら整形外科 板野郡北島町　TEL：088-698-5108		土佐市民病院 土佐市　TEL：088-852-2151
香川県	香川県立中央病院 高松市　TEL：087-835-2222		高知県立幡多けんみん病院 宿毛市　TEL：0880-66-2222
	高松赤十字病院 高松市　TEL：087-831-7101	福岡県	戸畑共立病院 北九州市戸畑区　TEL：093-871-5421
	高松市民病院 高松市　TEL：087-834-2181		北九州市立医療センター 北九州市小倉北区　TEL：093-541-1831
	おか整形・リハビリクリニック 高松市　TEL：087-814-8555		社会保険小倉記念病院 北九州市小倉北区　TEL：093-921-2231
	香川労災病院 丸亀市　TEL：0877-23-3111		九州労災病院 北九州市小倉南区　TEL：093-471-1121
	回生病院 坂出市　TEL：0877-46-1011		北九州総合病院 北九州市小倉南区　TEL：093-921-0560
	三豊総合病院 観音寺市　TEL：0875-52-3366		久米整形外科医院 北九州市小倉南区　TEL：093-921-0654
	香川大学医学部附属病院 木田郡三木町　TEL：087-898-5111		国立病院機構小倉医療センター 北九州市小倉南区　TEL：093-921-8881
愛媛県	愛媛県立中央病院 松山市　TEL：089-947-1111		九州厚生年金病院 北九州市八幡西区　TEL：093-641-5111
	松山市民病院 松山市　TEL：089-943-1151		そのだ整形外科医院 北九州市八幡西区　TEL：093-611-2778
	松山赤十字病院 松山市　TEL：089-924-1111		九州大学病院 福岡市東区　TEL：092-641-1151
	おかだ整形外科 松山市　TEL：089-926-2525		秋山とおる整形外科医院 福岡市東区　TEL：092-606-8111
	川谷整形外科 松山市　TEL：089-994-7800		福岡輝栄会病院 福岡市東区　TEL：092-681-3115
	宇和島社会保険病院 宇和島市　TEL：0895-22-5616		福岡市民病院 福岡市博多区　TEL：092-632-1111
	いまなかクリニック 新居浜市　TEL：0897-33-5388		溝口外科整形外科病院 福岡市中央区　TEL：092-721-5252

脊椎脊髄病の専門医のいるおもな施設リスト

地域	施設名・所在地・代表電話番号
島根県	国立病院機構浜田医療センター 浜田市　TEL：0855-25-0505
	島根大学医学部附属病院 出雲市　TEL：0853-23-2111
	林整形外科医院 出雲市　TEL：0853-21-1758
	公立雲南総合病院 雲南市　TEL：0854-43-2390
岡山県	川崎医科大学附属川崎病院 岡山市北区　TEL：086-225-2111
	岡山大学病院 岡山市北区　TEL：086-223-7151
	岡山赤十字病院 岡山市北区　TEL：086-222-8811
	国立病院機構岡山医療センター 岡山市北区　TEL：086-294-9911
	小西整形外科・腰痛クリニック 岡山市北区　TEL：086-229-1754
	竜操整形外科医院 岡山市中区　TEL：086-273-1233
	りゅうそうクリニック 岡山市中区　TEL：086-273-1122
	岡山労災病院 岡山市南区　TEL：086-262-0131
	岡山市立せのお病院 岡山市南区　TEL：086-282-1211
	倉敷中央病院 倉敷市　TEL：086-422-0210
	川崎医科大学附属病院 倉敷市　TEL：086-462-1111
	倉敷紀念病院 倉敷市　TEL：086-465-0011
広島県	浜脇整形外科病院 広島市中区　TEL：082-292-1166
	広島市立広島市民病院 広島市中区　TEL：082-221-2291
	広島赤十字・原爆病院 広島市中区　TEL：082-241-3111
	田中整形外科クリニック 広島市中区　TEL：082-511-7771
	土谷総合病院 広島市中区　TEL：082-243-9191
	たかの橋中央病院 広島市中区　TEL：082-242-1515
	広島鉄道病院 広島市東区　TEL：082-262-1170
	広島大学病院 広島市南区　TEL：082-257-5555
	吉岡整形外科 広島市南区　TEL：082-250-2200
	奥田整形外科皮膚科医院 広島市西区　TEL：082-277-2288

地域	施設名・所在地・代表電話番号
広島県	村上整形外科医院 広島市安佐南区　TEL：082-877-6878
	広島市立安佐市民病院 広島市安佐北区　TEL：082-815-5211
	呉共済病院 呉市　TEL：0823-22-2111
	中国労災病院 呉市　TEL：0823-72-7171
	JA尾道総合病院 尾道市　TEL：0848-22-8111
	脳神経センター大田記念病院 福山市　TEL：084-931-8650
	国立病院機構福山医療センター 福山市　TEL：084-922-0001
	市立三次中央病院 三次市　TEL：0824-65-0101
	広島県立障害者リハビリテーションセンター 東広島市　TEL：082-425-1455
	JR広島総合病院 廿日市市　TEL：0829-36-3111
	太田整形外科 安芸郡府中町　TEL：082-510-5107
	安芸太田病院 山県郡安芸太田町　TEL：0826-22-2299
	山本整形外科病院 安芸郡海田町　TEL：082-822-3000
山口県	社会保険下関厚生病院 下関市　TEL：083-231-5811
	下関市立中央病院 下関市　TEL：083-231-4111
	山口大学医学部附属病院 宇部市　TEL：0836-22-2111
	済生会山口総合病院 山口市　TEL：083-901-6111
	佐々木外科病院 山口市　TEL：083-923-8811
	山口県立総合医療センター 防府市　TEL：0835-22-4411
	米沢記念桑陽病院 防府市　TEL：0835-23-1781
	国立病院機構岩国医療センター 岩国市　TEL：0827-31-7121
	岩国市医療センター医師会病院 岩国市　TEL：0827-21-3211
	岡田病院 長門市　TEL：0837-23-0033
	徳山中央病院 周南市　TEL：0834-28-4711
	周南市立新南陽市民病院 周南市　TEL：0834-61-2500
	山口労災病院 山陽小野田市　TEL：0836-83-2881

地域	施設名・所在地・代表電話番号	地域	施設名・所在地・代表電話番号
兵庫県	国立病院機構神戸医療センター 神戸市須磨区　TEL：078-791-0111	奈良県	大和高田市立病院 大和高田市　TEL：0745-53-2901
	ひじぐろ整形外科クリニック 神戸市北区　TEL：078-592-0028		田北病院 大和郡山市　TEL：0743-54-0112
	神戸大学医学部附属病院 神戸市中央区　TEL：078-382-5111		郡山青藍病院 大和郡山市　TEL：0743-56-8000
	神戸労災病院 神戸市中央区　TEL：078-231-5901		天理よろづ相談所病院 天理市　TEL：0743-63-5611
	神戸赤十字病院 神戸市中央区　TEL：078-231-6006		奈良県立医科大学附属病院 橿原市　TEL：0744-22-3051
	兵庫県立総合リハビリテーションセンター中央病院 神戸市西区　TEL：078-927-2727		阪奈中央病院 生駒市　TEL：0743-74-8660
	姫路赤十字病院 姫路市　TEL：079-294-2251		白庭病院 生駒市　TEL：0743-70-0022
	関西労災病院 尼崎市　TEL：06-6416-1221		まつやま整形外科クリニック 生駒市　TEL：0743-71-8280
	尼崎中央病院 尼崎市　TEL：06-6499-3045		香芝旭ヶ丘病院 香芝市　TEL：0745-77-8101
	明石市立市民病院 明石市　TEL：078-912-2323	和歌山県	和歌山県立医科大学附属病院 和歌山市　TEL：073-447-2300
	兵庫医科大学病院 西宮市　TEL：0798-45-6111		日本赤十字社和歌山医療センター 和歌山市　TEL：073-422-4171
	みやわき整形外科クリニック 西宮市　TEL：0798-41-7200		古梅記念病院 和歌山市　TEL：073-431-0351
	西宮協立リハビリテーション病院 西宮市　TEL：0798-75-3000		和歌山ろうさい病院 和歌山市　TEL：073-451-3181
	横山整形外科 西宮市　TEL：0798-57-0800		角谷整形外科病院 和歌山市　TEL：073-433-1161
	祐生病院 伊丹市　TEL：072-777-3000		橋本市民病院 橋本市　TEL：0736-37-1200
	おじまクリニック整形外科 伊丹市　TEL：072-773-5091		社会保険紀南病院 田辺市　TEL：0739-22-5000
	兵庫県立淡路病院 洲本市　TEL：0799-22-1200		和歌山県立医科大学附属病院紀北分院 伊都郡かつらぎ町　TEL：0736-22-0066
	兵庫県立加古川医療センター 加古川市　TEL：079-497-7000	鳥取県	鳥取赤十字病院 鳥取市　TEL：0857-24-8111
	西脇市立西脇病院 西脇市　TEL：0795-22-0111		鳥取県立中央病院 鳥取市　TEL：0857-26-2271
	児玉診療所 宝塚市　TEL：0797-85-5577		鳥取市立病院 鳥取市　TEL：0857-37-1522
	つくだ整形外科 高砂市　TEL：079-444-5544		鳥取大学医学部附属病院 米子市　TEL：0859-33-1111
	市立川西病院 川西市　TEL：072-794-2321		山陰労災病院 米子市　TEL：0859-33-8181
	小野市民病院 小野市　TEL：0794-63-2020		瀧田整形外科医院 米子市　TEL：0859-32-9121
	三田市民病院 三田市　TEL：079-565-8000		三朝温泉病院 東伯郡三朝町　TEL：0858-43-1321
	栗原病院 たつの市　TEL：0791-63-0572	島根県	松江赤十字病院 松江市　TEL：0852-24-2111
奈良県	西の京病院 奈良市　TEL：0742-35-1121		玉造厚生年金病院 松江市　TEL：0852-62-1560

脊椎脊髄病の専門医のいるおもな施設リスト

地域	施設名・所在地・代表電話番号
大阪府	大阪赤十字病院 大阪市天王寺区　TEL：06-6774-5111
	淀川キリスト教病院 大阪市東淀川区　TEL：06-6322-2250
	育和会記念病院 大阪市生野区　TEL：06-6758-8000
	白崎整形外科内科 大阪市生野区　TEL：06-6751-7028
	大阪市立大学医学部附属病院 大阪市阿倍野区　TEL：06-6645-2121
	越川病院 大阪市阿倍野区　TEL：06-6628-8501
	大阪府立急性期・総合医療センター 大阪市住吉区　TEL：06-6692-1201
	大阪市立十三市民病院 大阪市淀川区　TEL：06-6150-8000
	緑かなざわ整形外科 大阪市鶴見区　TEL：06-6936-0677
	宮内整形外科 大阪市住之江区　TEL：06-6681-0051
	整形外科すずきクリニック 大阪市平野区　TEL：06-6790-3031
	住友病院 大阪市北区　TEL：06-6443-1261
	大阪府済生会中津病院 大阪市北区　TEL：06-6372-0333
	国立病院機構大阪医療センター 大阪市中央区　TEL：06-6942-1331
	清恵会病院 堺市堺区　TEL：072-251-8199
	市立堺病院 堺市堺区　TEL：072-221-1700
	大阪労災病院 堺市北区　TEL：072-252-3561
	正風病院 堺市北区　TEL：072-255-0351
	岸和田盈進会病院 岸和田市　TEL：072-443-0081
	かとう整形在宅クリニック 豊中市　TEL：06-6835-8008
	市立池田病院 池田市　TEL：072-751-2881
	大阪府済生会吹田病院 吹田市　TEL：06-6382-1521
	市立吹田市民病院 吹田市　TEL：06-6387-3311
	大阪府済生会千里病院 吹田市　TEL：06-6871-0121
	大阪大学医学部附属病院 吹田市　TEL：06-6879-5111
	大阪医科大学附属病院 高槻市　TEL：072-683-1221

地域	施設名・所在地・代表電話番号
大阪府	白石整形外科 高槻市　TEL：072-662-6006
	市立貝塚病院 貝塚市　TEL：072-422-5865
	関西医科大学附属滝井病院 守口市　TEL：06-6992-1001
	松下記念病院 守口市　TEL：06-6992-1231
	はまもと整形外科 守口市　TEL：06-6900-2600
	市立枚方市民病院 枚方市　TEL：072-847-2821
	星ヶ丘厚生年金病院 枚方市　TEL：072-840-2641
	香里ヶ丘有恵会病院 枚方市　TEL：072-853-1181
	大阪府済生会茨木病院 茨木市　TEL：072-622-8651
	国立病院機構大阪南医療センター 河内長野市　TEL：0721-53-5761
	明治橋病院 松原市　TEL：072-334-8558
	和泉市立病院 和泉市　TEL：0725-41-1331
	箕面市立病院 箕面市　TEL：072-728-2001
	市立柏原病院 柏原市　TEL：072-972-0885
	池田病院 東大阪市　TEL：06-6721-0151
	東大阪市立総合病院 東大阪市　TEL：06-6781-5101
	石切生喜病院 東大阪市　TEL：072-988-3121
	大成整形外科 交野市　TEL：072-892-6280
	近畿大学医学部附属病院 大阪狭山市　TEL：072-366-0221
	大阪南脳神経外科病院 大阪狭山市　TEL：072-366-5757
兵庫県	甲南病院 神戸市東灘区　TEL：078-851-2161
	西病院 神戸市灘区　TEL：078-821-4151
	たなか整形外科 神戸市灘区　TEL：078-882-5075
	田所整形外科クリニック 神戸市灘区　TEL：078-861-4187
	神戸百年記念病院 神戸市兵庫区　TEL：078-681-6111
	北須磨病院 神戸市須磨区　TEL：078-743-6666

地域	施設名・所在地・代表電話番号	地域	施設名・所在地・代表電話番号
愛知県	江南厚生病院　江南市　TEL：0587-51-3333	京都府	京都府立医科大学附属病院　京都市上京区　TEL：075-251-5111
	小牧市民病院　小牧市　TEL：0568-76-4131		いわさく整形外科　京都市上京区　TEL：075-801-0175
	国立長寿医療研究センター病院　大府市　TEL：0562-46-2311		堀川病院　京都市上京区　TEL：075-441-8181
	藤田保健衛生大学病院　豊明市　TEL：0562-93-2111		京都大学医学部附属病院　京都市左京区　TEL：075-751-3111
	海南病院　弥富市　TEL：0567-65-2511		京都市身体障害者リハビリテーションセンター附属病院　京都市中京区　TEL：075-823-1650
	村瀬医院　弥富市　TEL：0567-67-0022		わたなべ整形外科　京都市中京区　TEL：075-221-8150
	偕行会リハビリテーション病院　弥富市　TEL：0567-52-3883		太子道診療所　京都市中京区　TEL：075-822-2660
	愛知医科大学病院　愛知郡長久手町　TEL：0561-62-3311		京都第一赤十字病院　京都市東山区　TEL：075-561-1121
	あいち腰痛オペセンター　丹羽郡扶桑町　TEL：0587-92-3388		十条リハビリテーション病院　京都市南区　TEL：075-671-2351
三重県	三重大学医学部附属病院　津市　TEL：059-232-1111		国立病院機構宇多野病院　京都市右京区　TEL：075-461-5121
	若葉病院　津市　TEL：059-227-0207		国立病院機構京都医療センター　京都市伏見区　TEL：075-641-9161
	四日市社会保険病院　四日市市　TEL：059-331-2000		音羽病院　京都市山科区　TEL：075-593-4111
	山田赤十字病院　伊勢市　TEL：0596-28-2171		洛西シミズ病院　京都市西京区　TEL：075-331-8778
	済生会松阪総合病院　松阪市　TEL：0598-51-2626		舞鶴赤十字病院　舞鶴市　TEL：0773-75-4175
	鈴鹿回生病院　鈴鹿市　TEL：059-375-1212		橋本整形外科　宇治市　TEL：0774-31-4511
	村瀬病院　鈴鹿市　TEL：059-382-0330		六地蔵総合病院　宇治市　TEL：0774-33-1717
	伊賀市立上野総合市民病院　伊賀市　TEL：0595-24-1111		田辺中央病院　京田辺市　TEL：0774-63-1111
	いなべ整形外科クリニック　員弁郡東員町　TEL：0594-86-0555		学研都市病院　相楽郡精華町　TEL：0774-98-2123
滋賀県	滋賀医科大学医学部附属病院　大津市　TEL：077-548-2111	大阪府	大阪市立総合医療センター　大阪市都島区　TEL：06-6929-1221
	大津赤十字病院　大津市　TEL：077-522-4131		関西電力病院　大阪市福島区　TEL：06-6458-5821
	市立長浜病院　長浜市　TEL：0749-68-2300		大阪厚生年金病院　大阪市福島区　TEL：06-6441-5451
	済生会滋賀県病院　栗東市　TEL：077-552-1221		日本生命済生会付属日生病院　大阪市西区　TEL：06-6543-3581
	今津病院　高島市　TEL：0740-22-2238		大阪船員保険病院　大阪市港区　TEL：06-6572-5721
	水谷整形外科医院　東近江市　TEL：0748-26-2811		多根第二病院　大阪市港区　TEL：06-6599-1212
	日野記念病院　蒲生郡日野町　TEL：0748-53-1201		太田整形外科クリニック　大阪市港区　TEL：06-6576-1800
京都府	京都第二赤十字病院　京都市上京区　TEL：075-231-5171		大阪警察病院　大阪市天王寺区　TEL：06-6771-6051

脊椎脊髄病の専門医のいるおもな施設リスト

地域	施設名・所在地・代表電話番号	地域	施設名・所在地・代表電話番号
静岡県	桜ヶ丘総合病院 静岡市清水区　TEL：054-353-5311	愛知県	名古屋市総合リハビリテーションセンター 名古屋市瑞穂区　TEL：052-835-3811
	静岡市立清水病院 静岡市清水区　TEL：054-336-1111		陽明寺本クリニック 名古屋市瑞穂区　TEL：052-831-5503
	県西部浜松医療センター 浜松市中区　TEL：053-453-7111		名古屋共立クリニック 名古屋市中川区　TEL：052-353-9119
	聖隷浜松病院 浜松市中区　TEL：053-474-2222		坂本整形外科 名古屋市港区　TEL：052-389-1200
	浜松医科大学医学部附属病院 浜松市東区　TEL：053-435-2111		おおくぼ整形外科クリニック 名古屋市守山区　TEL：052-758-5551
	聖隷三方原病院 浜松市北区　TEL：053-436-1251		名古屋市立緑市民病院 名古屋市緑区　TEL：052-892-1331
	こぼり整形外科クリニック 浜松市北区　TEL：053-438-3133		ほった整形外科 名古屋市緑区　TEL：052-879-2662
	沼津市立病院 沼津市　TEL：055-924-5100		成田記念病院 豊橋市　TEL：0532-31-2167
	瀬尾記念慶友病院 沼津市　TEL：055-935-1511		豊橋市民病院 豊橋市　TEL：0532-33-6111
	三島社会保険病院 三島市　TEL：055-975-3031		豊橋整形外科鷹丘クリニック 豊橋市　TEL：0532-65-1112
	焼津市立総合病院 焼津市　TEL：054-623-3111		岡崎市民病院 岡崎市　TEL：0564-21-8111
	穴吹整形外科クリニック 裾野市　TEL：055-995-1010		総合大雄会病院 一宮市　TEL：0586-72-1211
	菊川市立総合病院 菊川市　TEL：0537-35-2135		公立陶生病院 瀬戸市　TEL：0561-82-5101
	順天堂大学医学部附属静岡病院 伊豆の国市　TEL：055-948-3111		半田市立半田病院 半田市　TEL：0569-22-9881
	共立湊病院 賀茂郡南伊豆町　TEL：0558-62-1312		豊川市民病院 豊川市　TEL：0533-86-1111
愛知県	はちや整形外科病院 名古屋市千種区　TEL：052-751-8188		後藤病院 豊川市　TEL：0533-86-8166
	名古屋市立東部医療センター東市民病院 名古屋市千種区　TEL：052-721-7171		小林記念病院 碧南市　TEL：0566-41-0004
	川上内科整形外科 名古屋市西区　TEL：052-502-1606		刈谷豊田総合病院 刈谷市　TEL：0566-21-2450
	林整形外科 名古屋市東区　TEL：052-719-0555		辻村外科病院 刈谷市　TEL：0566-36-5200
	名古屋第一赤十字病院 名古屋市中村区　TEL：052-481-5111		吉田整形外科病院 豊田市　TEL：0565-89-1818
	中部労災病院 名古屋市港区　TEL：052-652-5511		小早川整形外科 豊田市　TEL：0565-88-3311
	名城病院 名古屋市中区　TEL：052-201-5311		トヨタ記念病院 豊田市　TEL：0565-28-0100
	NTT西日本東海病院 名古屋市中区　TEL：052-291-6332		安城更生病院 安城市　TEL：0566-75-2111
	名古屋大学医学部附属病院 名古屋市昭和区　TEL：052-741-2111		八千代病院 安城市　TEL：0566-97-8111
	名古屋第二赤十字病院 名古屋市昭和区　TEL：052-832-1121		西尾市民病院 西尾市　TEL：0563-56-3171
	名古屋市立大学病院 名古屋市瑞穂区　TEL：052-851-5511		いのうえ整形外科 蒲郡市　TEL：0533-68-2016

地域	施設名・所在地・代表電話番号	地域	施設名・所在地・代表電話番号
新潟県	新潟県立中央病院 上越市　TEL：025-522-7711	石川県	金沢医科大学病院 河北郡内灘町　TEL：076-286-3511
新潟県	新潟労災病院 上越市　TEL：025-543-3123	福井県	福井県立病院 福井市　TEL：0776-54-5151
新潟県	新潟県立小出病院 魚沼市　TEL：025-792-2111	福井県	福井総合病院 福井市　TEL：0776-59-1300
富山県	富山大学附属病院 富山市　TEL：076-434-2281	福井県	福井県済生会病院 福井市　TEL：0776-23-1111
富山県	富山県立中央病院 富山市　TEL：076-424-1531	福井県	大森整形外科リウマチ科 福井市　TEL：0776-57-5000
富山県	富山県済生会富山病院 富山市　TEL：076-437-1111	福井県	荒川整形外科・胃腸科 坂井市　TEL：0776-66-0012
富山県	きたがわ整形外科医院 富山市　TEL：076-420-3833	福井県	福井大学医学部附属病院 吉田郡永平寺町　TEL：0776-61-3111
富山県	長田整形外科クリニック 富山市　TEL：076-466-1154	岐阜県	岐阜市民病院 岐阜市　TEL：058-251-1101
富山県	本江整形外科医院 富山市　TEL：076-432-3711	岐阜県	朝日大学歯学部附属村上記念病院 岐阜市　TEL：058-253-8001
富山県	済生会高岡病院 高岡市　TEL：0766-21-0570	岐阜県	岐阜県総合医療センター 岐阜市　TEL：058-246-1111
富山県	高岡市民病院 高岡市　TEL：0766-23-0204	岐阜県	岐阜大学医学部附属病院 岐阜市　TEL：058-230-6000
富山県	厚生連高岡病院 高岡市　TEL：0766-21-3930	岐阜県	岐阜赤十字病院 岐阜市　TEL：058-231-2266
富山県	高岡整志会病院 高岡市　TEL：0766-22-2468	岐阜県	大垣市民病院 大垣市　TEL：0584-81-3341
富山県	富山労災病院 魚津市　TEL：0765-22-1280	岐阜県	岐阜県立多治見病院 多治見市　TEL：0572-22-5311
富山県	富山県厚生連滑川病院 滑川市　TEL：076-475-1000	岐阜県	中濃厚生病院 関市　TEL：0575-22-2211
富山県	黒部市民病院 黒部市　TEL：0765-54-2211	岐阜県	中津川市民病院 中津川市　TEL：0573-66-1251
富山県	たまの整形外科クリニック 黒部市　TEL：0765-56-5252	岐阜県	坂下病院 中津川市　TEL：0573-75-3118
富山県	市立砺波総合病院 砺波市　TEL：0763-32-3320	岐阜県	美濃市立美濃病院 美濃市　TEL：0575-33-1221
石川県	石川県済生会金沢病院 金沢市　TEL：076-266-1060	岐阜県	木沢記念病院 美濃加茂市　TEL：0574-25-2181
石川県	石川県立中央病院 金沢市　TEL：076-237-8211	岐阜県	野尻整形外科 美濃加茂市　TEL：0574-25-3500
石川県	金沢大学附属病院 金沢市　TEL：076-265-2000	岐阜県	東可児病院 可児市　TEL：0574-63-1200
石川県	金沢社会保険病院 金沢市　TEL：076-252-2200	岐阜県	野口整形外科内科医院 本巣郡北方町　TEL：058-320-3232
石川県	米澤病院 金沢市　TEL：076-252-3281	静岡県	静岡赤十字病院 静岡市葵区　TEL：054-254-4311
石川県	木島病院 金沢市　TEL：076-237-9200	静岡県	司馬医院 静岡市葵区　TEL：054-254-1576
石川県	小松市民病院 小松市　TEL：0761-22-7111	静岡県	静岡済生会総合病院 静岡市駿河区　TEL：054-285-6171
石川県	やわたメディカルセンター 小松市　TEL：0761-47-1212	静岡県	静岡医療福祉センター 静岡市駿河区　TEL：054-285-0753

脊椎脊髄病の専門医のいるおもな施設リスト

地域	施設名・所在地・代表電話番号
神奈川県	東海大学医学部付属病院 伊勢原市　TEL：0463-93-1121
	伊勢原協同病院 伊勢原市　TEL：0463-94-2111
	さがみ野中央病院 海老名市　TEL：046-233-5110
	海老名中央病院 海老名市　TEL：046-231-4776
	磯見整形外科医院 逗子市　TEL：046-872-0558
	神奈川県立足柄上病院 足柄上郡松田町　TEL：0465-83-0351
	湯河原厚生年金病院 足柄下郡湯河原町　TEL：0465-63-2211
山梨県	貢川整形外科病院 甲府市　TEL：055-228-6381
	市立甲府病院 甲府市　TEL：055-244-1111
	山梨県立中央病院 甲府市　TEL：055-253-7111
	聖隷富士病院 富士市　TEL：0545-52-0780
	富士吉田市立病院 富士吉田市　TEL：0555-22-4111
	都留市立病院 都留市　TEL：0554-45-1811
	山梨大学医学部附属病院 中央市　TEL：055-273-1111
長野県	長野赤十字病院 長野市　TEL：026-226-4131
	長野松代総合病院 長野市　TEL：026-278-2031
	長野市民病院 長野市　TEL：026-295-1199
	篠ノ井総合病院 長野市　TEL：026-292-2261
	朝日病院 長野市　TEL：026-244-6411
	長野県立総合リハビリテーションセンター 長野市　TEL：026-296-3953
	信州大学医学部附属病院 松本市　TEL：0263-35-4600
	相澤病院 松本市　TEL：0263-33-8600
	骨粗鬆症・脊椎疾患センターかみむらクリニック 松本市　TEL：0263-85-7300
	下形整形外科クリニック 上田市　TEL：0268-35-5252
	市立岡谷病院 岡谷市　TEL：0266-23-8000
	飯田市立病院 飯田市　TEL：0265-21-1355

地域	施設名・所在地・代表電話番号
長野県	諏訪赤十字病院 諏訪市　TEL：0266-52-6111
	岩波医院 諏訪市　TEL：0266-52-3098
	山本整形外科クリニック 須坂市　TEL：026-215-2500
	伊那中央病院 伊那市　TEL：0265-72-3121
	諏訪中央病院 茅野市　TEL：0266-72-1000
	川西赤十字病院 佐久市　TEL：0267-53-3011
	佐久総合病院 佐久市　TEL：0267-82-3131
	安曇野赤十字病院 安曇野市　TEL：0263-72-3170
	赤津整形外科クリニック 安曇野市　TEL：0263-76-3133
	東御市立みまき温泉診療所 東御市　TEL：0268-61-6002
	軽井沢病院 北佐久郡軽井沢町　TEL：0267-45-5111
	依田窪病院 小県郡長和町　TEL：0268-68-2036
新潟県	仁愛会新潟中央病院 新潟市中央区　TEL：025-285-8811
	新潟大学医歯学総合病院 新潟市中央区　TEL：025-223-6161
	国立病院機構西新潟中央病院 新潟市西区　TEL：025-265-3171
	亀田第一病院 新潟市江南区　TEL：025-382-3111
	長岡赤十字病院 長岡市　TEL：0258-28-3600
	長岡中央綜合病院 長岡市　TEL：0258-35-3700
	立川綜合病院 長岡市　TEL：0258-33-3111
	かわじ整形外科 長岡市　TEL：0258-36-6300
	さとう栄整形外科クリニック 三条市　TEL：0256-33-2220
	富永草野病院 三条市　TEL：0256-36-8777
	内山整形外科医院 柏崎市　TEL：0257-22-2001
	新潟県立新発田病院 新発田市　TEL：0254-22-3121
	渡部整形外科 新発田市　TEL：0254-28-6303
	村上総合病院 村上市　TEL：0254-53-2141

地域	施設名・所在地・代表電話番号	地域	施設名・所在地・代表電話番号
神奈川県	横浜市立みなと赤十字病院 横浜市中区　TEL：045-628-6100	神奈川県	第二国道整形外科クリニック 川崎市幸区　TEL：044-522-6147
	社会保険横浜中央病院 横浜市中区　TEL：045-641-1921		川崎市立井田病院 川崎市中原区　TEL：044-766-2188
	横浜掖済会病院 横浜市中区　TEL：045-261-8191		関東労災病院 川崎市中原区　TEL：044-411-3131
	横浜市立大学附属市民総合医療センター 横浜市南区　TEL：045-261-5656		ごんどう整形外科 川崎市中原区　TEL：044-753-0071
	さいとう整形外科クリニック 横浜市南区　TEL：045-243-2217		帝京大学医学部附属溝口病院 川崎市高津区　TEL：044-844-3333
	金沢病院 横浜市金沢区　TEL：045-781-2611		聖マリアンナ医科大学病院 川崎市宮前区　TEL：044-977-8111
	横浜市立大学附属病院 横浜市金沢区　TEL：045-787-2800		鷺沼整形外科クリニック 川崎市宮前区　TEL：044-870-8808
	横浜南共済病院 横浜市金沢区　TEL：045-782-2101		内田毅クリニック 川崎市麻生区　TEL：044-299-8010
	金沢文庫病院 横浜市金沢区　TEL：045-785-3311		麻生総合病院 川崎市麻生区　TEL：044-987-2522
	横浜労災病院 横浜市港北区　TEL：045-474-8111		横須賀共済病院 横須賀市　TEL：046-822-2710
	太田整形外科 横浜市港北区　TEL：045-438-0530		横須賀市立うわまち病院 横須賀市　TEL：046-823-2630
	新横浜スパインクリニック 横浜市港北区　TEL：045-533-5401		平塚共済病院 平塚市　TEL：0463-32-1950
	済生会横浜市南部病院 横浜市港南区　TEL：045-832-1111		澤田整形外科ペインクリニック 鎌倉市　TEL：0467-23-1450
	二俣川整形外科 横浜市旭区　TEL：045-360-7373		藤沢市民病院 藤沢市　TEL：0466-25-3111
	横浜旭中央総合病院 横浜市旭区　TEL：045-921-6111		藤沢湘南台病院 藤沢市　TEL：0466-44-1451
	長津田厚生総合病院 横浜市緑区　TEL：045-981-1201		小野整形外科 藤沢市　TEL：0466-29-5593
	にしざわ整形外科 横浜市瀬谷区　TEL：045-306-0313		渡辺整形外科 小田原市　TEL：0465-21-5666
	野村医院 横浜市栄区　TEL：045-892-5910		茅ヶ崎市立病院 茅ヶ崎市　TEL：0467-52-1111
	磯子中央病院 横浜市磯子区　TEL：045-752-1212		茅ヶ崎徳洲会総合病院 茅ヶ崎市　TEL：0467-85-1122
	国際親善総合病院 横浜市泉区　TEL：045-813-0221		湘南東部総合病院 茅ヶ崎市　TEL：0467-83-9111
	昭和大学藤が丘病院 横浜市青葉区　TEL：045-971-1151		国立病院機構相模原病院 相模原市　TEL：042-742-8311
	川崎市立川崎病院 川崎市川崎区　TEL：044-233-5521		北里大学東病院 相模原市　TEL：042-748-9111
	協同ふじさきクリニック 川崎市川崎区　TEL：044-270-5131		あだち整形外科 相模原市　TEL：042-777-5565
	日本鋼管病院 川崎市川崎区　TEL：044-333-5591		厚木市立病院 厚木市　TEL：046-221-1570
	総合新川橋病院 川崎市川崎区　TEL：044-222-2111		近藤整形外科医院 大和市　TEL：046-276-5955
	太田総合病院 川崎市川崎区　TEL：044-244-0131		桜ヶ丘中央病院 大和市　TEL：046-269-4111

脊椎脊髄病の専門医のいるおもな施設リスト

地域	施設名・所在地・代表電話番号
東京都	**玉川病院** 世田谷区　TEL：03-3700-1151
	三軒茶屋第一病院 世田谷区　TEL：03-5787-2211
	さねみつ整形外科医院 世田谷区　TEL：03-3485-1511
	塚原整形外科 世田谷区　TEL：03-5450-3131
	日本赤十字社医療センター 渋谷区　TEL：03-3400-1311
	慶友整形外科渋谷 渋谷区　TEL：03-3406-3100
	樺島病院 杉並区　TEL：03-3311-1195
	荻窪病院 杉並区　TEL：03-3399-1101
	東京都立大塚病院 豊島区　TEL：03-3941-3211
	東京北社会保険病院 北区　TEL：03-5963-3311
	国立印刷局東京病院 北区　TEL：03-3910-1151
	帝京大学医学部附属病院 板橋区　TEL：03-3964-1211
	日本大学医学部附属板橋病院 板橋区　TEL：03-3972-8111
	板橋中央総合病院 板橋区　TEL：03-3967-1181
	東武練馬中央病院 板橋区　TEL：03-3934-1611
	東京都健康長寿医療センター 板橋区　TEL：03-3964-1141
	おだ整形外科クリニック 板橋区　TEL：03-3973-5007
	日本大学医学部付属練馬光が丘病院 練馬区　TEL：03-3979-3611
	東京脊椎脊髄病センター 足立区　TEL：03-5837-5111
	東京洪誠病院 足立区　TEL：03-5888-9880
	セツルメント診療所本院 足立区　TEL：03-3605-7747
	東部地域病院 葛飾区　TEL：03-5682-5111
	高山整形外科病院 葛飾区　TEL：03-3607-3260
	森山記念病院 江戸川区　TEL：03-5679-1211
	岩井整形外科内科病院 江戸川区　TEL：03-5694-6211
	永生病院 八王子市　TEL：042-661-4108

地域	施設名・所在地・代表電話番号
東京都	**武蔵野赤十字病院** 武蔵野市　TEL：0422-32-3111
	杏林大学医学部付属病院 三鷹市　TEL：0422-47-5511
	桜町病院 小金井市　TEL：042-383-4111
	青梅市立総合病院 青梅市　TEL：0428-22-3191
	高木病院 青梅市　TEL：0428-31-5255
	奥島病院 府中市　TEL：042-360-0033
	東京都立多摩総合医療センター 府中市　TEL：042-323-5111
	東京西徳洲会病院 昭島市　TEL：042-500-4433
	西島脊椎クリニック 調布市　TEL：042-499-4127
	調布東山病院 調布市　TEL：042-481-5511
	町田市民病院 町田市　TEL：042-722-2230
	ふれあい町田ホスピタル 町田市　TEL：042-798-1121
	西野整形外科 小平市　TEL：042-347-3266
	日野市立病院 日野市　TEL：042-581-2677
	公立福生病院 福生市　TEL：042-551-1111
	東京慈恵会医科大学附属第三病院 狛江市　TEL：03-3480-1151
	国立病院機構村山医療センター 武蔵村山市　TEL：042-561-1221
	稲城市立病院 稲城市　TEL：042-377-0931
	若葉台なかざわ整形外科 稲城市　TEL：042-350-5355
	公立阿伎留医療センター あきる野市　TEL：042-558-0321
神奈川県	**済生会横浜市東部病院** 横浜市鶴見区　TEL：045-576-3000
	おおはし整形外科クリニック 横浜市鶴見区　TEL：045-580-1154
	千葉整形外科リウマチ科医院 横浜市鶴見区　TEL：045-584-0088
	片山整形外科記念病院 横浜市鶴見区　TEL：045-581-7137
	済生会神奈川県病院 横浜市神奈川区　TEL：045-432-1111
	けいゆう病院 横浜市西区　TEL：045-221-8181

地域	施設名・所在地・代表電話番号
千葉県	松戸市立病院 松戸市　TEL：047-363-2171
	成田赤十字病院 成田市　TEL：0476-22-2311
	東邦大学医療センター佐倉病院 佐倉市　TEL：043-462-8811
	聖隷佐倉市民病院 佐倉市　TEL：043-486-1151
	千葉県済生会習志野病院 習志野市　TEL：047-473-1281
	谷津保健病院 習志野市　TEL：047-451-6000
	習志野第一病院 習志野市　TEL：047-454-1511
	柏市立柏病院 柏市　TEL：04-7134-2000
	帝京大学ちば総合医療センター 市原市　TEL：0436-62-1211
	白金整形外科病院 市原市　TEL：0436-22-2748
	千葉労災病院 市原市　TEL：0436-74-1111
	東京女子医科大学八千代医療センター 八千代市　TEL：047-450-6000
	我孫子東邦病院 我孫子市　TEL：04-7182-8166
	加藤大介クリニック 富津市　TEL：0439-80-0080
	順天堂大学医学部附属浦安病院 浦安市　TEL：047-353-3111
	国保小見川総合病院 香取市　TEL：0478-82-3161
	さんむ医療センター 山武市　TEL：0475-82-2521
	鎌ケ谷総合病院 鎌ヶ谷市　TEL：047-498-8111
	日本医科大学千葉北総病院 印旛郡印旛村　TEL：0476-99-1111
東京都	駿河台日本大学病院 千代田区　TEL：03-3293-1711
	三楽病院 千代田区　TEL：03-3292-3981
	三井記念病院 千代田区　TEL：03-3862-9111
	九段坂病院 千代田区　TEL：03-3262-9191
	こばなわ神田整形外科 千代田区　TEL：03-5297-2462
	聖路加国際病院 中央区　TEL：03-3541-5151
	虎の門病院 港区　TEL：03-3588-1111

地域	施設名・所在地・代表電話番号
東京都	東京慈恵会医科大学附属病院 港区　TEL：03-3433-1111
	東京都済生会中央病院 港区　TEL：03-3451-8211
	国際医療福祉大学三田病院 港区　TEL：03-3451-8121
	ゆうクリニック 港区　TEL：03-3796-7220
	慶應義塾大学病院 新宿区　TEL：03-3353-1211
	東京厚生年金病院 新宿区　TEL：03-3269-8111
	東京女子医科大学病院 新宿区　TEL：03-3353-8111
	東京医科大学病院 新宿区　TEL：03-3342-6111
	大久保病院 新宿区　TEL：03-5273-7711
	社会保険中央総合病院 新宿区　TEL：03-3364-0251
	東京電力病院 新宿区　TEL：03-3341-7121
	日本医科大学付属病院 文京区　TEL：03-3822-2131
	順天堂大学医学部附属順天堂医院 文京区　TEL：03-3813-3111
	東京大学医学部附属病院 文京区　TEL：03-3815-5411
	がん・感染症センター都立駒込病院 文京区　TEL：03-3823-2101
	東京医科歯科大学医学部附属病院 文京区　TEL：03-3813-6111
	小石川東京病院 文京区　TEL：03-3946-5151
	城東社会保険病院 江東区　TEL：03-3685-1431
	NTT東日本関東病院 品川区　TEL：03-3448-6111
	昭和大学病院 品川区　TEL：03-3784-8000
	国立病院機構東京医療センター 目黒区　TEL：03-3411-0111
	東邦大学医療センター大橋病院 目黒区　TEL：03-3468-1251
	厚生中央病院 目黒区　TEL：03-3713-2141
	荏原病院 大田区　TEL：03-5734-8000
	東邦大学医療センター大森病院 大田区　TEL：03-3762-4151
	東京労災病院 大田区　TEL：03-3742-7301

脊椎脊髄病の専門医のいるおもな施設リスト

地域	施設名・所在地・代表電話番号
群馬県	山崎整形外科内科医院 伊勢崎市　TEL：0270-32-3411
	太田福島総合病院 太田市　TEL：0276-37-2378
	宏愛会第一病院 太田市　TEL：0277-78-1555
	慶友整形外科病院 館林市　TEL：0276-72-6000
	公立富岡総合病院 富岡市　TEL：0274-63-2111
	恵愛堂病院 みどり市　TEL：0277-73-2211
埼玉県	自治医科大学附属さいたま医療センター さいたま市大宮区　TEL：048-647-2111
	さいたま赤十字病院 さいたま市中央区　TEL：048-852-1111
	埼玉社会保険病院 さいたま市浦和区　TEL：048-832-4951
	加藤整形外科 さいたま市浦和区　TEL：048-825-3875
	フジタ整形外科 さいたま市浦和区　TEL：048-813-6260
	埼玉医科大学総合医療センター 川越市　TEL：049-228-3400
	熊谷総合病院 熊谷市　TEL：048-521-0065
	埼玉県済生会川口総合病院 川口市　TEL：048-253-1551
	加藤クリニック 秩父市　TEL：0494-24-3229
	本強矢整形外科病院 秩父市　TEL：0494-24-7615
	防衛医科大学校病院 所沢市　TEL：04-2995-1511
	篠崎医院 加須市　TEL：0480-68-6308
	埼玉成恵会病院 東松山市　TEL：0493-23-1221
	東松山市立市民病院 東松山市　TEL：0493-24-6111
	春日部中央総合病院 春日部市　TEL：048-736-1221
	春日部厚生病院 春日部市　TEL：048-736-1155
	埼玉県総合リハビリテーションセンター 上尾市　TEL：048-781-2222
	獨協医科大学越谷病院 越谷市　TEL：048-965-1111
	越谷市立病院 越谷市　TEL：048-965-2221
	朝霞台中央総合病院 朝霞市　TEL：048-466-2055

地域	施設名・所在地・代表電話番号
埼玉県	国立病院機構埼玉病院 和光市　TEL：048-462-1101
	須田整形外科 新座市　TEL：048-478-2688
	大友外科整形外科 北本市　TEL：048-591-7000
	根本外科整形外科 富士見市　TEL：049-251-0011
	コウ整形外科クリニック 三郷市　TEL：048-949-2025
	埼玉医科大学病院 入間郡毛呂山町　TEL：049-276-1111
	東埼玉総合病院 北葛飾郡杉戸町　TEL：0480-33-1311
千葉県	川鉄千葉病院 千葉市中央区　TEL：043-261-5111
	千葉市立青葉病院 千葉市中央区　TEL：043-227-1131
	国立病院機構千葉医療センター 千葉市中央区　TEL：043-251-5311
	千葉大学医学部附属病院 千葉市中央区　TEL：043-222-7171
	和久整形外科 千葉市花見川区　TEL：043-286-3200
	高根町整形外科 千葉市若葉区　TEL：043-228-5331
	千葉中央メディカルセンター 千葉市若葉区　TEL：043-232-3691
	東京歯科大学市川総合病院 市川市　TEL：047-322-0151
	仁整形外科内科クリニック 市川市　TEL：047-356-6651
	船橋市立医療センター 船橋市　TEL：047-438-3321
	船橋整形外科病院 船橋市　TEL：047-425-5585
	船橋整形外科西船クリニック 船橋市　TEL：047-420-7222
	中田整形外科 船橋市　TEL：047-302-8261
	宮下整形外科クリニック 船橋市　TEL：047-424-9041
	たけぐち整形外科 船橋市　TEL：047-460-4060
	太田整形外科病院 館山市　TEL：0470-23-2318
	中西整形外科 木更津市　TEL：0438-30-5780
	木更津東邦病院 木更津市　TEL：0438-98-8111
	松戸整形外科病院 松戸市　TEL：047-344-3171

地域	施設名・所在地・代表電話番号	地域	施設名・所在地・代表電話番号
山形県	舟山病院 米沢市　TEL：0238-23-4435	茨城県	土浦協同病院 土浦市　TEL：029-823-3111
山形県	鶴岡市立荘内病院 鶴岡市　TEL：0235-26-5111	茨城県	結城病院 結城市　TEL：0296-33-4161
山形県	寒河江市立病院 寒河江市　TEL：0237-86-2101	茨城県	取手協同病院 取手市　TEL：0297-74-5551
山形県	日本海総合病院酒田医療センター 酒田市　TEL：0234-23-1111	茨城県	筑波学園病院 つくば市　TEL：029-836-1355
山形県	長島整形外科クリニック 酒田市　TEL：0234-25-8208	茨城県	筑波メディカルセンター病院 つくば市　TEL：029-851-3511
山形県	みゆき会病院 上山市　TEL：023-672-8282	茨城県	筑波大学附属病院 つくば市　TEL：029-853-3900
山形県	公立置賜総合病院 東置賜郡川西町　TEL：0238-46-5000	茨城県	筑波記念病院 つくば市　TEL：029-864-1212
山形県	山形県立河北病院 西村山郡河北町　TEL：0237-73-3131	茨城県	いちはら病院 つくば市　TEL：029-864-0303
福島県	福島県立医科大学附属病院 福島市　TEL：024-547-1111	茨城県	会田記念リハビリテーション病院 守谷市　TEL：0297-48-6111
福島県	福島赤十字病院 福島市　TEL：024-534-6101	茨城県	鹿島労災病院 神栖市　TEL：0479-48-4111
福島県	大原綜合病院 福島市　TEL：024-526-0300	栃木県	国立病院機構宇都宮病院 宇都宮市　TEL：028-673-2111
福島県	南東北福島病院 福島市　TEL：024-593-5100	栃木県	済生会宇都宮病院 宇都宮市　TEL：028-626-5500
福島県	さとう日出夫整形外科 福島市　TEL：024-533-1433	栃木県	長﨑病院 足利市　TEL：0284-41-2230
福島県	田島整形外科 福島市　TEL：024-533-6651	栃木県	上石クリニック 佐野市　TEL：0283-27-2210
福島県	寿泉堂綜合病院 郡山市　TEL：024-932-6363	栃木県	光南病院 小山市　TEL：0285-45-7711
福島県	総合南東北病院 郡山市　TEL：024-934-5322	栃木県	国際医療福祉大学クリニック 大田原市　TEL：0287-24-1001
福島県	常磐病院 いわき市　TEL：0246-43-4175	栃木県	自治医科大学附属病院 下野市　TEL：0285-44-2111
福島県	せき整形外科クリニック いわき市　TEL：0246-84-9905	栃木県	自治医科大学とちぎ子ども医療センター 下野市　TEL：0285-44-2111
福島県	国立病院機構福島病院 須賀川市　TEL：0248-75-2131	栃木県	藤原整形外科 下野市　TEL：0285-52-0755
福島県	青木整形外科医院 二本松市　TEL：0243-22-3103	栃木県	獨協医科大学病院 下都賀郡壬生町　TEL：0282-86-1111
福島県	青空会大町病院 南相馬市　TEL：0244-24-2333	群馬県	社会保険群馬中央総合病院 前橋市　TEL：027-221-8165
福島県	福島県立大野病院 双葉郡大熊町　TEL：0240-32-2240	群馬県	群馬大学医学部附属病院 前橋市　TEL：027-220-7111
茨城県	志村病院 水戸市　TEL：029-221-2181	群馬県	上毛病院 前橋市　TEL：027-266-1482
茨城県	五味渕整形外科 水戸市　TEL：029-257-1511	群馬県	群馬脊椎脊髄病センター 高崎市　TEL：027-343-8000
茨城県	水戸中央病院 水戸市　TEL：029-309-8600	群馬県	整形さとりクリニック 高崎市　TEL：027-330-3215
茨城県	日立総合病院 日立市　TEL：0294-23-1111	群馬県	桐生厚生総合病院 桐生市　TEL：0277-44-7171

脊椎脊髄病の専門医のいるおもな施設リスト

地域	施設名・所在地・代表電話番号
北海道	石狩中央整形外科　石狩市　TEL：0133-75-7755
北海道	おおや整形外科クリニック　河東郡音更町　TEL：0155-32-3339
北海道	町立中標津病院　標津郡中標津町　TEL：0153-72-8200
青森県	青森市民病院　青森市　TEL：017-734-2171
青森県	青森県立中央病院　青森市　TEL：017-726-8111
青森県	ひがし整形外科リハビリテーションクリニック　青森市　TEL：017-741-4154
青森県	青森慈恵会病院　青森市　TEL：017-782-1201
青森県	弘前市立病院　弘前市　TEL：0172-34-3211
青森県	弘前記念病院　弘前市　TEL：0172-28-1211
青森県	弘前大学医学部附属病院　弘前市　TEL：0172-33-5111
青森県	市川整形外科クリニック　弘前市　TEL：0172-38-5888
青森県	近江整形外科　弘前市　TEL：0172-32-2121
青森県	八戸市立市民病院　八戸市　TEL：0178-72-5111
青森県	五所川原市立西北中央病院　五所川原市　TEL：0173-35-3111
青森県	桂整形外科医院　五所川原市　TEL：0173-34-3737
青森県	むつ総合病院　むつ市　TEL：0175-22-2111
青森県	公立野辺地病院　上北郡野辺地町　TEL：0175-64-3211
青森県	まさいく整形外科　東津軽郡平内町　TEL：017-758-1900
岩手県	岩手県立中央病院　盛岡市　TEL：019-653-1151
岩手県	盛岡友愛病院　盛岡市　TEL：019-638-2222
岩手県	岩手医科大学附属病院　盛岡市　TEL：019-651-5111
岩手県	かとう整形外科クリニック　盛岡市　TEL：019-622-2555
岩手県	鳥羽整形外科医院　大船渡市　TEL：0192-27-1280
宮城県	東北大学病院　仙台市青葉区　TEL：022-717-7000
宮城県	東北労災病院　仙台市青葉区　TEL：022-275-1111
宮城県	片平丁伊藤整形外科　仙台市青葉区　TEL：022-796-2388
宮城県	宮城中央病院　仙台市青葉区　TEL：022-224-1307
宮城県	仙台社会保険病院　仙台市青葉区　TEL：022-275-3111
宮城県	国立病院機構仙台医療センター　仙台市宮城野区　TEL：022-293-1111
宮城県	みやぎの整形外科　仙台市宮城野区　TEL：022-387-5060
宮城県	仙台整形外科病院　仙台市若林区　TEL：022-288-8900
宮城県	国立病院機構西多賀病院　仙台市太白区　TEL：022-245-2111
宮城県	松田病院　仙台市泉区　TEL：022-378-5666
宮城県	金渕整形外科クリニック　仙台市泉区　TEL：022-373-1517
宮城県	宮城県立がんセンター　名取市　TEL：022-384-3151
宮城県	仙塩総合病院　多賀城市　TEL：022-367-4111
宮城県	みやぎ県南中核病院　柴田郡大河原町　TEL：0224-51-5500
秋田県	秋田組合総合病院　秋田市　TEL：018-880-3000
秋田県	中通総合病院　秋田市　TEL：018-833-1122
秋田県	秋田赤十字病院　秋田市　TEL：018-829-5000
秋田県	秋田大学医学部附属病院　秋田市　TEL：018-834-1111
秋田県	楊整形外科医院　能代市　TEL：0185-89-7771
秋田県	市立横手病院　横手市　TEL：0182-32-5001
秋田県	大館市立総合病院　大館市　TEL：0186-42-5370
秋田県	秋田労災病院　大館市　TEL：0186-52-3131
秋田県	仙北組合総合病院　大仙市　TEL：0187-63-2111
秋田県	町立羽後病院　雄勝郡羽後町　TEL：0183-62-1111
山形県	山形市立病院済生館　山形市　TEL：023-625-5555
山形県	山形済生病院　山形市　TEL：023-682-1111
山形県	山形大学医学部附属病院　山形市　TEL：023-633-1122
山形県	ざおう整形外科クリニック　山形市　TEL：023-688-8891
山形県	東北中央病院　山形市　TEL：023-623-5111

脊椎脊髄病の専門医のいるおもな施設リスト（2010年6月現在）

腰椎椎間板ヘルニア・腰部脊柱管狭窄症などの脊椎脊髄病の専門医のいるおもな施設をご紹介します。このリストは一般社団法人日本脊椎脊髄病学会の許可を得て、同学会ホームページ（http://www.jssr.gr.jp/）掲載の指導医リストを参考にさせていただき、編集部にて作成しました。

※このリストに掲載されているすべての施設で、本書で紹介している治療が受けられるとは限りません。

地域	施設名・所在地・代表電話番号
北海道	JR札幌病院　札幌市中央区　TEL：011-208-7150
北海道	札幌厚生病院　札幌市中央区　TEL：011-261-5331
北海道	市立札幌病院　札幌市中央区　TEL：011-726-2211
北海道	札幌医科大学附属病院　札幌市中央区　TEL：011-611-2111
北海道	いとう整形外科病院　札幌市中央区　TEL：011-241-5461
北海道	くらかみ整形外科クリニック　札幌市中央区　TEL：011-209-5025
北海道	札幌中央病院　札幌市中央区　TEL：011-513-0111
北海道	こなり整形外科・内科クリニック　札幌市中央区　TEL：011-511-2277
北海道	北海道大学病院　札幌市北区　TEL：011-716-1161
北海道	麻生整形外科病院　札幌市北区　TEL：011-764-3311
北海道	我汝会さっぽろ病院　札幌市東区　TEL：011-753-3030
北海道	東区役所前整形外科　札幌市東区　TEL：011-742-5155
北海道	勤医協札幌病院　札幌市白石区　TEL：011-811-2246
北海道	北新病院　札幌市白石区　TEL：011-871-3660
北海道	白石整形外科　札幌市白石区　TEL：011-831-5792
北海道	北海道整形外科記念病院　札幌市豊平区　TEL：011-812-7001
北海道	北海道社会保険病院　札幌市豊平区　TEL：011-831-5151
北海道	札幌南整形外科病院　札幌市南区　TEL：011-581-2555
北海道	札幌整形外科　札幌市西区　TEL：011-662-1118
北海道	新札幌整形外科病院　札幌市厚別区　TEL：011-893-1161
北海道	竹林整形外科　札幌市厚別区　TEL：011-890-1000
北海道	さっぽろ厚別通整形外科　札幌市厚別区　TEL：011-894-8887
北海道	手稲前田整形外科病院　札幌市手稲区　TEL：011-683-4141
北海道	市立函館病院　函館市　TEL：0138-43-2000
北海道	函館中央病院　函館市　TEL：0138-52-1231
北海道	函館渡辺病院　函館市　TEL：0138-59-2221
北海道	北海道済生会小樽病院　小樽市　TEL：0134-25-4321
北海道	市立小樽病院　小樽市　TEL：0134-25-1211
北海道	整形外科進藤病院　旭川市　TEL：0166-31-1221
北海道	旭川赤十字病院　旭川市　TEL：0166-22-8111
北海道	豊岡中央病院　旭川市　TEL：0166-32-8181
北海道	いわはら整形外科クリニック　旭川市　TEL：0166-69-2330
北海道	梅藤整形外科クリニック　旭川市　TEL：0166-50-2588
北海道	市立釧路総合病院　釧路市　TEL：0154-41-6121
北海道	釧路協立病院　釧路市　TEL：0154-24-6811
北海道	博愛会開西病院　帯広市　TEL：0155-38-7200
北海道	西山整形外科医院　帯広市　TEL：0155-21-3331
北海道	北見赤十字病院　北見市　TEL：0157-24-3115
北海道	小林病院　北見市　TEL：0157-23-5171
北海道	苫小牧市立病院　苫小牧市　TEL：0144-33-3131
北海道	北海道中央労災病院　せき損センター　美唄市　TEL：0126-63-2151
北海道	えにわ病院　恵庭市　TEL：0123-33-2333
北海道	士別市立病院　士別市　TEL：0165-23-2166
北海道	滝川市立病院　滝川市　TEL：0125-22-4311

●著者プロフィール
近藤泰児(こんどう・たいじ) 東京都立多摩総合医療センター副院長
1979年東京大学医学部卒業。東京都立豊島病院、佐久市立国保浅間総合病院、東京都立広尾病院、東京都立墨東病院勤務等を経て、87年日立総合病院整形外科医長就任。89年東京都立台東病院整形外科医長、91年東京都立駒込病院整形外科医長、03年同病院整形外科骨軟部腫瘍外科部長。09年より東京都立府中病院(当時)副院長、10年3月より現職。日本整形外科学会認定専門医・認定脊椎脊髄病医、日本脊椎脊髄病学会脊椎脊髄外科指導医、北東京医療連携フォーラム常任幹事、都立病院整形外科研究会代表世話人。転移性脊椎腫瘍の診断と治療、とくに術中照射療法についての論文・学会発表多数。

●責任編集者プロフィール
福井次矢(ふくい・つぐや) 聖路加国際病院院長
1976年京都大学医学部卒業。同年、聖路加国際病院内科研修医、80年から84年まで米国コロンビア大学、ハーバード大学留学。84年ハーバード大学公衆衛生大学院卒業。帰国後、国立病院医療センター・厚生技官、92年佐賀医科大学附属病院総合診療部教授、94年京都大学医学部附属病院総合診療部教授を経て、99年より京都大学大学院医学研究科臨床疫学教授。04年より聖路加国際病院副院長、05年より聖路加国際病院院長。京都大学名誉教授。研究分野は内科、臨床疫学、臨床決断科学、医学教育。日本でのEBM(科学的根拠に基づく医療)の実践者の先駆けとして、また、総合診療科・臨床疫学講座のパイオニアとして活躍。

腰椎椎間板ヘルニア・腰部脊柱管狭窄症 正しい治療がわかる本

平成22年8月14日　第1刷発行
平成26年4月16日　第7刷発行

著　　者　　近藤泰児
編　　者　　福井次矢
発 行 者　　東島俊一
発 行 所　　株式会社 法 研
　　　　　〒104-8104　東京都中央区銀座1-10-1
　　　　　電話03(3562)7671(販売)
　　　　　http://www.sociohealth.co.jp

編集・制作　株式会社 研友企画出版
　　　　　〒104-0061　東京都中央区銀座1-9-19
　　　　　　　　　　　法研銀座ビル
　　　　　電話03(5159)3722(出版部)

印刷・製本　研友社印刷株式会社

SOCIO HEALTH

小社は㈱法研を核に「SOCIO HEALTH GROUP」を構成し、相互のネットワークにより、"社会保障及び健康に関する情報の社会的価値創造"を事業領域としています。その一環としての小社の出版事業にご注目ください。

ⒸTaiji Kondo 2010 printed in Japan
ISBN 978-4-87954-804-7　定価はカバーに表示してあります。
乱丁本・落丁本は小社出版事業部あてにお送りください。
送料小社負担にてお取り替えいたします。

JCOPY 〈(社)出版者著作権管理機構 委託出版物〉
本書の無断複写は著作権法上での例外を除き禁じられています。複写される場合は、そのつど事前に、(社)出版者著作権管理機構(電話03-3513-6969、FAX03-3513-6979、e-mail:info@jcopy.or.jp)の許諾を得てください。